U0199010

手术室护理操作常规

（上册）

总主编　张学强

主　编　彭瑞琴　左爱芳　姚　利
　　　　张　蕾　周家琳

辽宁科学技术出版社
LIAONING SCIENCE AND TECHNOLOGY PUBLISHING HOUSE

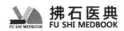

拂石医典
FU SHI MEDBOOK

内容提要

本书详细介绍了手术室护理工作精准配合的具体内容，方便手术室护士在每一种手术的配合中，都能够清晰明了地掌握整个手术过程的配合细节和要点。书中所列的手术类别，都是我们日常开展的手术（包括耳鼻喉科、妇科、泌尿外科、胸科和骨科），每一种手术护理常规均有清晰准确的流程设计，并且把关注点一一标明，提示护士重点关注。

本书可以作为护士的参考工具，新护士的培训教程，也是护理管理者考查护理工作质量的客观依据。

图书在版编目(CIP)数据

手术室护理操作常规：上册/彭瑞琴等主编.—沈阳:辽宁科学技术出版社,2020.8
ISBN 978-7-5591-1655-0

Ⅰ.①手… Ⅱ.①彭… Ⅲ.①手术室-护理-技术操作规程 Ⅳ.①R472.3-65

中国版本图书馆 CIP 数据核字(2020)第 127148 号

出版发行:辽宁科学技术出版社
　　　　　北京拂石医典图书有限公司
地　　址:北京海淀区车公庄西路华通大厦 B 座 15 层
联系电话:010-57262361/024-23284376
E-mail:fushimedbook@163.com
印　刷　者:青岛名扬数码印刷有限责任公司
经　销　者:各地新华书店

幅面尺寸:185mm×260mm
字　　数:376 千字　　　　　　　　印　　张:15.25
出版时间:2020 年 8 月第 1 版　　　印刷时间:2020 年 8 月第 1 次印刷

责任编辑:李俊卿　　　　　　　　　责任校对:梁晓洁
封面设计:君和传媒　　　　　　　　封面制作:君和传媒
版式设计:健康之路　　　　　　　　责任印制:丁　艾

如有质量问题,请速与印务部联系 联系电话:010-57262361

定　　价:78.00 元

编 委 会

序

欣闻我院护理部带领手术室护理团队在繁忙的工作之余,编纂了一部《手术室护理操作常规》和一本《手术室仪器设备操作规程》,并嘱我作序,遂慨然应允,因为我也有很多话要对这个优秀的团队说,要对全院 2000 名护理战线上的南丁格尔们说。

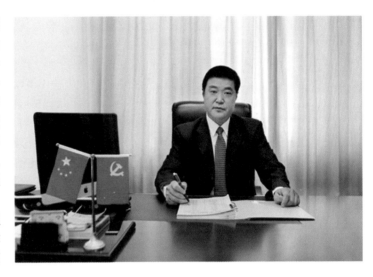

毋庸置疑地讲,护理工作在医院的整体工作中,有着举足轻重的作用和价值,堪称半壁江山。尤其是近几年来,我院发展步入了快车道,从一个院区扩展成了两大院区,从一千多人增加到了四千五百人,从一千多张床增容成了三千多张床,这种几何裂变似的发展速度,在更好地适应社会发展和解决广大患者寻医问药的同时,也让我们的工作量成倍地增加,这对于战斗在最前沿的护理队伍来说,是个很大的考验。几年来的事实说明,她们是胜任的、努力的、奋进的,她们用智慧和汗水交出了一份令人满意的答卷,而成绩的背后则是她们兢兢业业的付出和废寝忘食的努力,实在是可钦可佩、可喜可贺。

《手术室护理操作常规》分上、下两册,《手术室仪器设备操作规程》独立成册,它们提供了仪器设备保障和手术过程精准配合的详细知识。这是在护理部领导下,由我院西区手术室和东区手术室协作完成的。她们在长达 3 年的时间里,分工合作、互相配合、各负其责,不仅结出了这两部耀眼的硕果,而且体现了众志成城的团队精神,让人不由为之喝彩!

捧着厚厚的书稿翻阅,我既感慨又欣慰,因为从书稿上,我看到了护理工作和护理队伍的蓬勃朝气,看到了我院整体工作的磅礴希望,看到了我院充满阳光的光辉未来。在我的眼里,这并不是一本普通的书稿,而是一种文化,一种精神,一种在业务上不断摸索、不断实践、不断创造的工作状态,这正是一种文化形成的关键和根本,而文化是最有生命力的,也是一项业务和一项事业永恒发展的不懈动力和源泉,更是我们创建学习型医院的基础和基石,是我们建设晋冀鲁豫医疗中心的根本和目标。

在临床工作中,手术室是一线中的一线、重点中的重点,许多跌宕起伏、扣人心弦的救死扶伤故事，都是在这里谱写；许多高、精、尖业务的开展，都是在这里创造性地完成。因此，手术室工作在一定程度上就是护理战线的典范和旗帜。而与外科和麻醉医生高效优质的业务配合，更是缩短手术时间、降低手术风险、提高患者手术体验满意感的关键，是最终保证手术质量的重要环节。这已成为学界的共识，彰显了手术室工作的重要性。然而，如何把手术室工作做好，使之规范化、精细化、系统化、人文化，已成为近年来医院管理和护理工作者研究的重点。为此，左爱芳主任和她的团队在广泛的阅读、借鉴同行经验的基础上，结合工作实践编写了《手术室护理操作常规》和《手术室仪器设备操作规程》，这对指导手术室护理工作的开展和创新具有重要的意义。

近年来，医学科学技术迅猛发展，新技术、新理念、新方法不断涌现。传统的手术室工作模式、技术、器械设备已远远不能适应外科手术技术的需求，也不能满足广大患者逐步提高的就医体验。尤其是随着公立医院"医改"的推进，《2012年推广优质护理服务工作方案》中，对手术室优质护理服务工作有了更加明确的要求。规范化、科学化、精细化已经成为手术室工作的新模式，也是进一步提高手术过程流畅、安全、精准性的唯一标准，同时也是降低手术并发症，落实手术患者十大安全目标的重要举措。所以说，它们的出版，将对手术室工作起到极大的推进作用，对我院的整体护理业务起到垂范的作用。

一直以来，邯郸市中心医院有着悠久的传统和积淀，特别是外科系统在晋冀鲁豫一带更是声名远播，具有雄厚的技术力量，是毫无疑问的"中心"。而所有外科手术的主战场——手术室，这个无影灯下的圣地，无论在建筑设计、设备配置，还是管理经验、团队建设等方面都始终是最一流的体现和典范。如今的手术室，经过不断建设和加强管理，已经形成了科学化、规范化、人文化、精细化的工作模式，具有了严谨、务实、安全、和谐的工作理念，并且深深地扎根和落实在了每一位护理人员的工作中。《手术室护理操作常规》和《手术室仪器设备操作规程》的出版，更是集手术室全体护士，以及麻醉师、外科医生等这个大集体的所有人的共同努力，结出的智慧之果、科学之花。

我个人认为，在当前新的医疗格局中，现代护理作为人文医学中与患者最密不可分的工作，正在日益凸显它的主观能动性，其在工作中的独立作用逐渐增加，已形成独立学科，与医疗并列承担部分诊疗技术工作。可以说，整体医疗和整体护理，这两大工作在临床中齐头并进、相互协作，很好地撑起了救死扶伤的重任，担当了广大人民群众的健康保护神，这是我们所希望看到的，也是一直在重视的工作，更是我们今后需要倍加努力的方向。

作为医院管理者，我为该套书的出版感到非常欣慰，感谢编写组人员的辛勤劳动与付出，感谢她们用科学的态度对待每一个手术步骤，感谢她们为广大护理工作者奉献了实用而科学的学习读本，为年轻护士提供了优秀的专科教材。

值此，我愈加对燕帽顶在头上、誓言记在心里、技术体现在专业、微笑挂在脸上的护理群体感到由衷的骄傲与自豪。

邯郸市中心医院党委书记

2020 年 5 月

前　　言

　　《手术室护理操作常规》一书，是编写组成员经过三年的努力，累次实践，多次修改后的劳动结晶。今天终于编纂成册与大家见面了，能否达到期望的效果，心中很是忐忑。

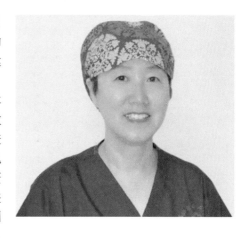

　　近 10 年来，随着外科器械的发展，外科手术的范围、术式、方法也发生了革命性的改革。微创手术设备、器械的诞生，催生了外科技术的进步，改变了传统的术式、步骤。因此，手术配合也相应的发生着巨大的变化。手术设备、物品繁多，性能功能多样，不同的专业间有着巨大的差别。本书编写的初衷就是按照不同的专业、不同的手术、不同的术式，真实地再现整个工作流程。

　　为了提高本书的使用价值，进一步方便手术室护士工作，使护士在每一种手术的配合中，都能够清晰明了地掌握整个手术过程的配合细节、要点，我们做了清晰准确的流程设计，并且把关注点一一表明，提示护士重点注意。书中所有的手术类别，都是我们日常开展的手术（包括耳鼻喉科、妇科、泌尿外科、胸科和骨科）。

　　本书可以作为护士的参考工具，新护士的培训教程，也是护理管理者考查护理工作质量的客观依据。

　　在本书的编写过程中，我们得到了各方面人士的大力支持，院领导高度重视，使我们信心倍增。在护理部的积极组织与支持下，我院各专业的外科医生和麻醉师对每一个手术的过程配合都给予认真的审核，以保证准确性、合理性、科学性。在此，我们编写组成员表示衷心感谢。

　　由于我们阅历有限，书中不足之处，恳请各位前辈及同道指出并提出宝贵意见，以便我们再版时更正。

彭瑞琴

2020 年 5 月

目　　录

第一章

乳突根治手术护理常规

一、适应证

1. 胆脂瘤型中耳炎及慢性化脓性中耳炎骨质破坏已无重建听力条件。
2. 胆脂瘤型中耳炎合并原发性颅内并发症岩骨炎、化脓性迷路炎、面神经麻痹。
3. 结合性中耳乳突炎伴骨质破坏。
4. 中耳乳突肿瘤。
5. 慢性化脓性中耳炎所致的骨膜穿孔、外伤性骨膜穿孔及听力检查示传导性耳聋。

二、术前准备

(一)术前访视

1. 由巡回护士于手术前一日落实。
2. 巡回护士持《手术室护理记录单》(附录 1)、《手术室压疮风险评估单》(附录 2)和《手术室术前健康宣教单》(附录 3)到病区护士站查阅病历,了解患者的一般情况(重点生命体征),病史,术前诊断,拟定手术名称,手术部位,手术体位,麻醉方式,既往手术史,药物过敏史,手术前医院感染检查项目结果,重要脏器的功能状态,血常规项目等。
3. 巡回护士到病房访视患者
(1)自我介绍、说明访视目的,告知手术时会陪伴患者,让患者消除紧张、恐惧心理,态度和蔼。
(2)询问患者有无过敏史,包括药物和食物、酒精和碘酒、麻醉药品等;有无活动义齿及隐形眼镜;有无假肢、金属植入物、心脏起搏器等;女性是否月经期,男性患者有无前列腺增生。
(3)查看患者的血管情况;评估需要穿刺的部位,确定是否需要做深静脉穿刺。
(4)进行压疮风险评估,评分在 9 分及以上者告知其压疮风险因素及采取的措施,并请患者或家属签字。
(5)女性不化妆,不涂口红;如果指甲上涂有颜色(红、黑、蓝等),请清除,否则影响指

脉氧监测数据,影响手术。

(6)告知患者遵医嘱禁食水;明日手术室会有平车接送,请提前排空大小便,穿好病号服,将贵重物品交于家人保管。

(7)询问患者有无其他手术护理相关疑问并给予解释。

(8)发放《手术室术前健康宣教单》(附录3)。

(二)接患者至手术床

1. 由手术室护士于手术当日推平车(或轮椅)到病房接患者。

2. 手术室护士持《手术患者交接记录单》(附录4),病区护士持患者病历与患者共同查看"腕带"进行身份确认,询问是否禁食水,有无发热,贵重物品交于家属。手术室护士与病区护士共同查看皮肤清洁情况、有无手术部位标识,患者皮肤的完整性;交接有无术中用药,检查并携带影像资料、病历等,并在《手术患者交接记录单》(附录4)上签字,为患者佩戴手术间号码牌后送往手术等待室;转运途中,平车固定护栏,保证患者安全,并注意保暖。

3. 巡回护士、器械护士在等待室接患者,问候安慰患者,介绍自己将陪伴患者手术,再次核对患者病历、腕带进行身份确认。

4. 准备室护士或巡回护士建立静脉通路(一般用20号静脉留置针)。贴膜固定,标记留置时间。接至手术间并安全平移到手术床上。

5. 有术前用药(抗生素)者,核对皮试结果、身份信息无误后及时输注,开皮前30分钟至1小时输注完毕。

(三)巡回护士术前准备

1. 物品准备

(1)一次性物品:一次性显微镜套,1♯慕丝线,6×14圆针,吸引器管(1套),吸引器头一个,钡线纱布,导尿包,清洁片,明胶海绵,灯把套,输血器一个,45×9贴膜(杂物袋),20ml以及5ml注射器各一个,绷带若干。

(2)无菌器械、敷料包:盆,腺体包(图1-1),中耳备件(图1-2),中单(2套),头颈包,手术衣。

(3)高值物品:止血材料,皮钉,压疮贴,美容缝合线。

(4)仪器设备:电刀,磨钻,显微镜。

(5)眼贴一个,红霉素膏一只,棉球若干。

2. 摆放手术体位 采取头颈后仰卧位,头转向健侧(图1-3)。

(1)双肩下平肩峰垫一肩垫,抬高肩部约20°,头后仰。

(2)颈下垫一圆枕,防颈部悬空。

(3)固定头部避免晃动,保持头颈正中过伸位,利于操作。

(4)双上肢自然放于身体两侧,固定肘部。双下肢伸直,双腘窝及足跟下可放软垫。

(5)约束带轻轻固定膝部。

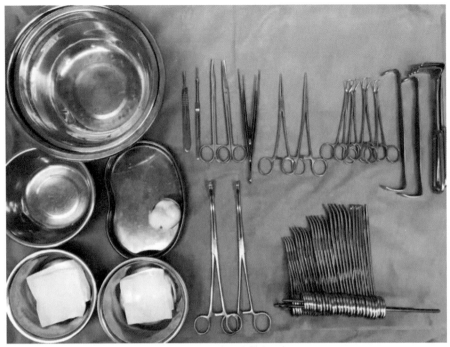

图 1-1　腺体包

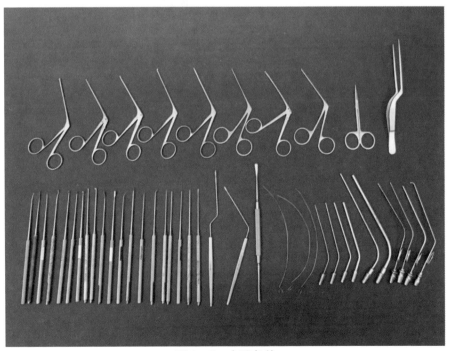

图 1-2　中耳备件

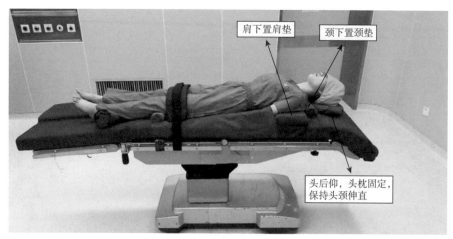

图 1-3 头(颈)后仰卧位

3. 留置尿管

(1)患者仰卧位,双腿屈曲外展。

(2)护士站在患者的右侧,打开导尿包第一层取出清洁包。清洁会阴部皮肤。打开导尿包内层,铺无菌区,第二次消毒。连接接尿袋,用镊子夹取液状石蜡棉球,润滑导尿管,置入需要的长度,见尿液时注射器注入水 10~15ml(防止尿道损伤),整理用物。

(3)如患者有前列腺增生,尿管不易置入,请泌尿外科医生协助。

(四)器械护士术前准备

1. 摆台

(1)选择近手术区较宽敞区域铺置无菌器械台。

(2)将无菌包放置于器械车中央,检查无菌包名称、灭菌日期和包外化学指示物,包装是否完整、干燥,有无破损。

(3)打开无菌包的外层包布后,洗手护士进行外科手消毒,由巡回护士用无菌持物钳打开内层无菌单;顺序为先打开近侧,检查包内灭菌化学指示物合格后再走到对侧打开对侧,四周无菌单垂于车缘下 30cm 以上,并保证无菌单下缘在回风口以上。协助洗手护士穿无菌手术衣、戴无菌手套。再由巡回护士与洗手护士一对一打开无菌敷料、无菌物品。

(4)洗手护士按照器械卡片将无菌器械台面按器械物品使用顺序、频率、分类进行摆放,方便拿取物品。

2. 铺单

(1)对折中单一块铺于头肩下方。

(2)将一块治疗巾揉成团填塞于手术颈部一侧空隙。

(3)铺 4 块治疗巾于切口处(第 1 块治疗巾 1/3 对折置于胸腹部,之后以切口为中心顺时针铺剩余 3 块治疗巾)。

(4)在腿侧放置手术托盘,高度适宜,往托盘上铺置一块大治疗巾,然后洗手护士与手术医生(已穿好手术衣戴好手套)共同铺中单在头、腹上各一块,最后大洞巾暴露手术野。

3. 物品清点

(1)分别在手术开始前、关闭体腔前、关闭体腔后、缝合皮肤后 4 个时刻,巡回护士与洗手护士对手术台上的所有物品清点 2 遍,准确记录。

(2)清点纱布、纱单时,要完全展开,确认纱布和钡线是否完整。

(3)清点棉球时,将药杯里的棉球全部取出,依次摆开清点,并与巡回护士共同确认药杯已空,再将棉球依次放回药杯内。

(4)注意器械的完整性:注意扣克钳的齿和镊子齿是否完整,乳突撑开器的螺丝是否完整;缝针的针鼻儿是否完整,精细器械尤其注意其完整性。

(5)术中增加的物品,两人核对后及时记录。

(五)第一次手术安全核查

麻醉开始前,由手术医生主持,麻醉师、巡回护士按照《手术安全核查表》(附录 5)共同进行"三方"核查,医生看病历,麻醉师看医生工作站,巡回护士查看患者腕带,共同核对患者身份信息、手术方式、知情同意书、手术部位与标识,皮肤是否完整,术野皮肤准备情况,并查看影像资料、麻醉前物品准备情况等,核查无误后医生签字。

三、术中配合

(一)麻醉方法:全麻

麻醉过程中,手术室人员需陪同在患者身边,防止患者发生坠床。

(二)第二次手术安全核查

手术开始前,由麻醉师主持,手术医生、巡回护士共同进行第二次"三方"核查,再次核对患者身份信息、手术部位与标识等,无误后麻醉师签字;手术物品准备情况的核查由手术室护士执行并向手术医生和麻醉医生报告。

(三)手术步骤及配合要点

乳突根治的手术步骤及配合要点见表 1-1。

表 1-1　乳突根治的手术步骤及配合要点

手术步骤	手术护理配合	注意事项
1. 消毒及铺巾	1. 消毒范围:以耳后皮肤为中点消毒四周皮肤,包括颈部和颌面部; 2. 常规铺单	1. 消毒的范围、顺序合格;保护眼睛; 2. 注意铺单顺序

(续表)

手术步骤	手术护理配合	注意事项
2. 耳后沟约 0.8cm 弧形切口逐层切开皮肤皮下组织	1. 递 45×30 贴膜,粘贴手术区域皮肤; 2. 递皮镊夹 75%乙醇棉球消毒切口皮肤; 3. 递 11♯刀切开皮肤,递小弯血管钳 2 把、皮镊、高频电刀笔切开皮下组织	注意电刀笔的放置
3. 耳廓向上翻起皮瓣,取部分颞肌筋膜作为骨膜移植物	准备小拉钩和鼓膜铺平器	骨膜移植物平铺于杯底自然晾干
4. 撑开皮瓣	选择合适的乳突撑开器	/
5. 从筛区消磨直至鼓窦	准备直或弯头磨钻	持续滴注生理盐水
6. 凿去病变破坏腔	递磨钻,耳尖镊、中耳刮匙清除碎骨	清理刮匙
7. 清除乳突粘连及病变组织	递中耳剥离子分离,乳突刮匙、中耳咬骨钳清除病变组织;耳尖镊夹持纱布止血,细耳吸引器头吸引	/
8. 凿低面神经嵴	递小骨锤电钻凿除	/
9. 清除上鼓室、乳突腔及中耳腔病变	递直针、钩针剥离,细耳吸引器头吸血,中耳刮匙、中耳组织咬骨钳清除病变,耳尖镊夹持棉球止血	注意精细器械轻拿轻放;注意清点棉球的数量
10. 清除颅咽管病变组织	递耳咽管刮匙、中耳刮匙清除	保留好标本
11. 显微镜直视下,准备人工骨膜移植床	关闭无影灯。递直角钩刀及中耳黏膜刀处理、准备移植床;递耳尖镊夹持棉球止血	及时传递
12. 暴露听小骨,探查听骨链	递磨钻磨开骨壁,耳尖镊、中耳刮匙清除碎骨;递内耳直针、钩针探查听骨链	/
13. 清除骨质内病变组织	递正中掀开器、镰状刀及中耳黏膜刀分离黏膜及病变组织,中耳组织咬钳、中耳组织剪及中耳刮匙清除病灶,耳尖镊夹持棉球压迫止血,细耳吸引器头吸引	保留好标本,正确传递器械
14. 处理听骨	递耳尖镊,直针及膝状针进行处理,枪状镊夹持明胶海绵填充固定	擦拭精细器械
15. 移植骨膜移植物	递枪状镊、中耳剥离器及安放移植片,耳尖镊夹持放置吸引性明胶海绵	/

（续表）

手术步骤	手术护理配合	注意事项
16. 耳道皮片复位，充填外耳道	递枪状镊、中耳剥离子复位，枪状镊夹持含碘仿纱条填塞外耳道	/
17. 清除积血，缝合切口	更换粗吸引器头吸净积血，用蘸有 75% 乙醇的棉球消毒切口皮肤，6×14 圆针 3-0 丝线缝合切口	准备 6×14 圆针 3-0 丝线
18. 覆盖、加压包扎切口	皮肤切口处理	递小纱条、纱布包扎，胶布固定
19. 术后清点	同巡回老师核对器械卡片，清点器械并登记无误，加喷保湿剂，包好放于污器械间	器械上不能有明显血迹

四、术后

(一)第三次手术安全核查

患者离开手术室前，由巡回护士主持，手术医生、麻醉师共同进行第三次"三方"核查，包括患者身份信息、实际手术方式，确认手术标本，物品清点结果，检查皮肤完整性、动静脉通路、引流管，确认患者去向等内容，无误后巡回护士签字。

(二)送患者至麻醉复苏室

安置患者尿管，去除监护线，保护静脉，将患者病号服反穿保护颈部，加盖棉被，将患者从手术床移至对接车，与麻醉师一起送至麻醉复苏室，交由麻醉护士看管。

(三)送患者回病房

1. 搬运患者时应注意患者的适宜体位及保暖。

2. 转运过程中，保持液路及各种引流管的通畅，防止脱落，严密观察患者病情变化。

3. 手术医生、麻醉医生及手术室护士带齐患者物品，并约束好患者，共同将患者安全、稳妥地送回病房，与病房护士交接患者生命体征、皮肤、引流、输血输液（麻醉师交代）等情况，经病房护士核对正确后，与手术室护士在《手术患者交接记录单》（附录 4）上双签字；与家属交接患者衣物等。

(四)手术病理标本管理

1. 手术中的各种标本要妥善保管，定点放置专用容器内，不得遗失。

2. 手术医生填写《病理申请单》，巡回护士填写标本存放袋，要求字迹清晰，传染标本要注明标识。

3. 手术标本要求洗手护士、手术医生、巡回护士共同核对后,手术医生在标本袋上签字确认,不可代签。

4. 洗手护士将标本放入标本箱内和《病理申请单》(附录6)到指定地方固定标本,用10%中性甲醛缓冲液,固定液的量不少于病理标本体积的3～5倍,并确保标本全部置于固定液之中。

5. 洗手护士与护工共同核对标本信息,无误后双签字,将标本及《病理申请单》(附录6)放到标本柜里。

6. 巡回护士在手术室交班本上填写有无标本。

(五)手术后访视

1. 向患者或家属自我介绍。

2. 询问患者及家属:对手术室工作是否满意? 有什么意见建议?

第二章

鼻中隔矫正手术护理常规

一、适应证

鼻中隔偏曲显著影响鼻腔通气者、鼻中隔偏曲致反复鼻出血者、鼻窦引流者、鼻中隔嵴突致经常头痛患者、结构性鼻炎。

二、术前准备

(一)术前访视

1. 由巡回护士于手术前一日落实。

2. 巡回护士持《手术室护理记录单》《手术室压疮风险评估单》和《手术室术前健康宣教单》到病区护士站查阅病历,了解患者的一般情况(重点生命体征)、病史、术前诊断,拟定手术名称,手术部位,手术体位,麻醉方式,既往手术史,药物过敏史,手术前医院感染检查项目结果,重要脏器的功能状态,血常规项目等。

3. 巡回护士到病房访视患者

(1)自我介绍、说明访视目的,告知手术时会陪伴患者,让患者消除紧张、恐惧心理,态度和蔼。

(2)询问患者有无过敏史,包括药物和食物、酒精碘酒、麻醉药品等;有无活动义齿及隐形眼镜;有无假肢、金属植入物、心脏起搏器等;女性是否月经期,男性患者有无前列腺增生。

(3)查看患者的血管情况;评估需要穿刺的部位,确定是否需要做深静脉穿刺。

(4)进行压疮风险评估,评分在9分及以上者告知其压疮风险因素及采取的措施,并请患者或家属签字。

(5)女性不化妆,不涂口红;如果指甲上涂有颜色(红、黑、蓝等),请清除,否则影响指脉氧监测数据,影响手术。

(6)告知患者遵医嘱禁食水;明日手术室会有平车接送,请提前排空大小便,穿好病号服,将贵重物品交于家人保管。

(7)询问患者有无其他手术护理相关疑问并给予解释。

(8)发放《术前健康宣教单》。

(二)接患者至手术床

1. 由手术室护士于手术当日推平车(或轮椅)到病房接患者。

2. 手术室护士持《手术患者交接记录单》,病区护士持患者病历与患者共同查看"腕带"进行身份确认,询问是否禁食水,有无发热,贵重物品交于家属。手术室护士与病区护士共同查看皮肤清洁情况、有无手术部位标识、患者皮肤的完整性;交接有无术中用药,检查并携带影像资料、病历等,并在《手术患者交接记录单》上签字,为患者佩戴手术间号码牌后送往手术等待室;转运途中,平车固定护栏,保证患者安全,并注意保暖。

3. 巡回护士、器械护士在等待室接患者,问候安慰患者,介绍自己将陪伴患者手术,再次核对患者病历、腕带进行身份确认。

4. 准备室护士或巡回护士建立静脉通路(一般用 20 号静脉留置针),贴膜固定,标记留置时间。接至手术间并安全平移到手术床上。

5. 有术前用药(抗生素)者,核对皮试结果、身份信息无误后及时输注,开皮前 30 分钟至 1 小时输注完毕。

(三)巡回护士术前准备

1. 物品准备

(1)一次性物品:吸引器管(2 套),吸引器头一个,纱布,膨胀海绵,棉条,电镜套,20ml 以及 5ml 注射器各一个,双极电凝镊,肾上腺素针剂。

(2)无菌器械、敷料包:盆,鼻备件(图 2-1),鼻中隔备件(图 2-2),颈口,手术衣。

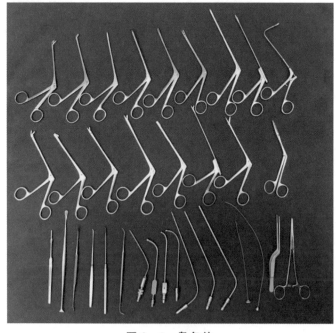

图 2-1 鼻备件

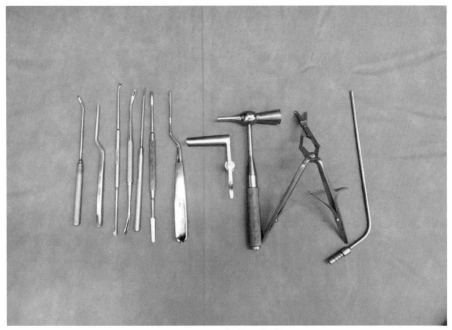

图2-2　鼻中隔备件

（3）仪器设备：鼻窦镜、刨刀，磨钻，吸引器。

2. 留置尿管

（1）患者仰卧位，双腿屈曲外展。

（2）护士站在患者的右侧，打开导尿包第一层取出清洁包。清洁会阴部皮肤。打开导尿包内层，铺无菌区，第二次消毒；连接接尿袋，用镊子夹取液状石蜡棉球，润滑导尿管，置入需要的长度，见尿液时注射器注入水10～15ml（防止尿道损伤），整理用物。

（3）如患者有前列腺增生，尿管不易置入，请泌尿外科医生协助。

3. 摆放手术体位　采取头（颈）后仰卧位（图2-3）。

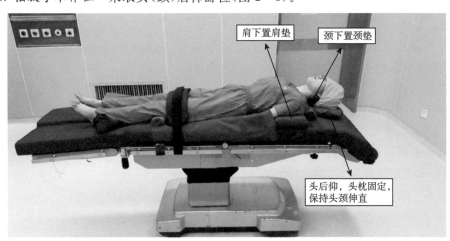

图2-3　头（颈）后仰卧位

（1）双肩下平肩峰垫一肩垫，抬高肩部约20°，头后仰。

（2）颈下垫一圆枕,防颈部悬空。

（3）固定头部避免晃动,保持头颈正中过伸位,利于操作。

（4）双上肢自然放于身体两侧固定肘部。双下肢伸直,双腘窝及足跟下可放软垫。

（5）约束带轻轻固定膝部。

（四）器械护士术前准备

1. 摆台

（1）选择近手术区较宽敞区域铺置无菌器械台。

（2）将无菌包放置于器械车中央,检查无菌包名称、灭菌日期和包外化学指示物,包装是否完整、干燥,有无破损。

（3）打开无菌包的外层包布后,洗手护士进行外科手消毒,由巡回护士用无菌持物钳打开内层无菌单;顺序为先打开近侧,检查包内灭菌化学指示物合格后再走到对侧打开对侧,四周无菌单垂于车缘下 30cm 以上,并保证无菌单下缘在回风口以上。协助洗手护士穿无菌手术衣、戴无菌手套。再由巡回护士与洗手护士一对一打开无菌敷料、无菌物品。

（4）洗手护士按照器械卡片将无菌器械台面按器械物品使用顺序、频率、分类进行摆放,方便拿取物品。

2. 铺单

（1）患者头下一中单对折平铺,小治疗巾包裹至发际线,铺 4 块小治疗巾,1/3 对折,传递时包裹双手,避免污染,先铺下侧治疗巾、再到对侧铺对侧治疗巾、再到头侧治疗巾、再到近侧治疗巾,左右颈侧填塞颈球,充分暴露手术野。

（2）依次将中单对折切口,上下各一。

（3）在腿侧放置手术托盘,高度适宜,往托盘上铺置一块大治疗巾,然后洗手护士与手术医生(已穿好手术衣戴好手套)共同铺大洞巾,头侧铺一中单,脚下托盘铺一中单,暴露手术野。

3. 物品清点

（1）分别在手术开始前、关闭体腔前、关闭体腔后、缝合皮肤后 4 个时刻,巡回护士与洗手护士对手术台上的所有物品清点 2 遍,准确记录。

（2）清点纱布、纱单时,要完全展开,确认纱布和钡线是否完整。

（3）清点棉球时,将药杯里的棉球全部取出,依次摆开清点,并与巡回护士共同确认药杯已空,再将棉球依次放回药杯内。

（4）注意器械的完整性:注意扣克钳的齿和镊子齿是否完整,剪刀的螺丝是否完整;缝针的针鼻儿是否完整。

（5）术中增加的物品,两人核对后及时记录。

（五）第一次手术安全核查

麻醉开始前,由手术医生主持,麻醉师、巡回护士按照《手术安全核查表》共同进行"三方"核查,医生看病历,麻醉师看医生工作站,巡回护士查看患者腕带,共同核对患者身份信息、手术方式、知情同意书、手术部位与标识、皮肤是否完整、术野皮肤准备情况，并查看影像资料、麻醉前物品准备情况等，核查无误后医生签字。

三、术中配合

(一)麻醉方法：全麻

麻醉过程中，手术室人员需陪同在患者身边，防止患者发生坠床。

(二)第二次手术安全核查

手术开始前，由麻醉师主持，手术医生、巡回护士共同进行第二次"三方"核查，再次核对患者身份信息、手术部位与标识等，无误后麻醉师签字；手术物品准备情况的核查由手术室护士执行并向手术医生和麻醉医生报告。

(三)手术步骤及配合要点

鼻中隔矫正的手术步骤及配合要点见表2-1。

表2-1　鼻中隔矫正的手术步骤及配合要点

手术步骤	手术护理配合	注意事项
1. 消毒及铺巾	1. 消毒范围：头部及前额、颌面； 2. 递消毒钳夹消毒垫蘸75%乙醇2遍消毒手术区域皮肤； 3. 铺单	1. 消毒的范围、顺序合格； 2. 乙醇待干； 3. 按照要求铺单
2. 切口	15号刀及黏膜刀切开黏膜，棉条压迫止血，吸引器管紧压棉条吸血	记录填塞棉条数目、位置
3. 切开中隔软骨	剥离对侧软骨膜和骨膜用黏膜刀切开，鼻窥器下剥离患侧软骨膜和骨膜	/
4. 切除中隔软骨	撑开鼻腔，用鼻中隔黏膜刀切除中隔软骨	/
5. 咬除鼻中隔偏曲部分	鼻中隔咬骨钳、鼓锤、鱼尾凿切除鼻中隔偏曲部分	/
6. 分离下鼻甲黏膜	使之与下鼻甲离断，形成黏膜瓣	/
7. 术腔止血手术	盐酸肾上腺素棉条压迫止血	/
8. Draf ⅡB 型手术	暴露额窦口，电钻向前去除纸样板和中鼻甲之间的额窦底壁，即额窦底的切除	/

(续表)

手术步骤	手术护理配合	注意事项
9. DrafⅢ型手术	进行双侧额窦 DrafⅡ型手术后,再去除 2～3mm方形软骨和筛骨垂直板连接处的鼻中隔,将筛骨垂直板连接处的鼻中隔和额窦底壁的三角形骨质用电钻磨去鼻中隔上部和额窦中隔下部,从而形成一个很大的额窦同鼻腔相连的通道	/
10. 术后清点	同巡回老师核对器械卡片,清点器械并登记无误,加喷保湿剂,包好放于污器械间	器械上不能有明显血迹

四、术后

(一)第三次手术安全核查

患者离开手术室前,由巡回护士主持,手术医生、麻醉师共同进行第三次"三方"核查,包括患者身份信息、实际手术方式,确认手术标本,物品清点结果,检查皮肤完整性、动静脉通路、引流管,确认患者去向等内容,无误后巡回护士签字。

(二)送患者至麻醉复苏室

安置患者尿管,去除监护线,保护静脉,将患者病号服反穿保护颈部,加盖棉被,将患者从手术床移至对接车,与麻醉师一起送至麻醉复苏室,交由麻醉护士看管。

(三)送患者回病房

1. 搬运患者时应注意患者的适宜体位及保暖。

2. 转运过程中,保持液路及各种引流管的通畅,防止脱落,严密观察患者病情变化。

3. 手术医生、麻醉医生及手术室护士带齐患者物品,并约束好患者,共同将患者安全、稳妥地送回病房,与病房护士交接患者生命体征、皮肤、引流、输血输液(麻醉师交代)等情况,经病房护士核对正确后,与手术室护士在《手术患者交接记录单》上双签字;与家属交接患者衣物等。

(四)手术病理标本管理

1. 手术中的各种标本要妥善保管,定点放置专用容器内,不得遗失。

2. 手术医生填写《病理申请单》,巡回护士填写标本存放袋,要求字迹清晰,传染标本要注明标识。

3. 手术标本要求洗手护士、手术医生、巡回护士共同核对后,手术医生在标本袋上签字确认,不可代签。

4. 洗手护士将标本放入标本箱内和《病理申请单》到指定地方固定标本,用10％中性甲醛缓冲液,固定液的量不少于病理标本体积的3～5倍,并确保标本全部置于固定液之中。

5. 洗手护士与护工共同核对标本信息,无误后双签字,将标本及《病理申请单》放到标本柜里。

6. 巡回护士在手术室交班本上填写有无标本。

(五)手术后访视

1. 向患者或家属自我介绍。

2. 询问患者及家属:对手术室工作满意吗? 有什么意见建议?

第三章

上颌窦根治手术护理常规

一、适应证

1. 慢性上颌窦炎、长期有黄绿色臭脓或米汤样稀脓，反复穿刺冲洗无效者。

2. X线片诊断上颌窦黏膜肥厚及有息肉样变者。

3. 慢性上颌窦炎经保守治疗仍有局部疼痛或压痛者，多为窦壁有骨炎存在，应行上颌窦根治术。

4. 上颌窦内有黏膜下囊肿或含牙囊肿者。

5. 上颌窦内疑似有恶性肿瘤，应自上颌窦前壁凿开，观察窦内病变，取组织活检检查。

6. 牙源性上颌窦炎，已形成上颌窦牙槽瘘者。

7. 上颌窦内有异物者。

二、术前准备

(一) 术前访视

1. 由巡回护士于手术前一日落实。

2. 巡回护士持《手术室护理记录单》、《手术室压疮风险评估单》和《手术室术前健康宣教单》到病区护士站查阅病历，了解患者的一般情况（重点生命体征），病史，术前诊断，拟定手术名称，手术部位，手术体位，麻醉方式，既往手术史，药物过敏史，手术前医院感染检查项目结果，重要脏器的功能状态，血常规项目等。

3. 巡回护士到病房访视患者

(1) 自我介绍、说明访视目的，告知手术时会陪伴患者，让患者消除紧张、恐惧心理，态度和蔼。

(2) 询问患者有无过敏史，包括药物和食物、酒精碘酒、麻醉药品等；有无活动义齿及隐形眼镜；有无假肢、金属植入物、心脏起搏器等；女性是否月经期，男性患者有无前列腺增生。

（3）查看患者的血管情况；评估需要穿刺的部位，确定是否需要做深静脉穿刺。

（4）进行压疮风险评估，评分在9分及以上者告知其压疮风险因素及采取的措施，并请患者或家属签字。

（5）女性不化妆，不涂口红；如果指甲上涂有颜色（红、黑、蓝等），请清除，否则影响指脉氧监测数据，影响手术。

（6）告知患者遵医嘱禁食水；明日手术室会有平车接送，请提前排空大小便，穿好病号服，将贵重物品交于家人保管。

（7）询问患者有无其他手术护理相关疑问并给予解释。

（8）发放《术前健康宣教单》。

（二）接患者至手术床

1. 由手术室护士于手术当日推平车（或轮椅）到病房接患者。

2. 手术室护士持《手术患者交接记录单》，病区护士持患者病历与患者共同查看"腕带"进行身份确认，询问是否禁食水，有无发热，贵重物品交于家属。手术室护士与病区护士共同查看皮肤清洁情况、有无手术部位标识，患者皮肤的完整性；交接有无术中用药，检查并携带影像资料、病历等，并在《手术患者交接记录单》上签字，为患者佩戴手术间号码牌后送往手术等待室；转运途中，平车固定护栏，保证患者安全，并注意保暖。

3. 巡回护士、器械护士在等待室接患者，问候安慰患者，介绍自己将陪伴患者手术，再次核对患者病历、腕带进行身份确认。

4. 准备室护士或巡回护士建立静脉通路（一般用20号静脉留置针）。贴膜固定，标记留置时间。接至手术间并安全平移到手术床上。

5. 有术前用药（抗生素）者，核对皮试结果、身份信息无误后及时输注，开皮前30分钟至1小时输注完毕。

（三）巡回护士术前准备

1. 物品准备

（1）一次性物品：吸引器管（2套），吸引器头一个，纱布，膨胀海绵，棉条，电镜套，20ml以及5ml注射器各一个，双极电凝镊，肾上腺素针剂。

（2）无菌器械、敷料包：盆，鼻备件（图3-1），颈口，手术衣。

（3）仪器设备：鼻窦镜，刨刀，磨钻，吸引器。

2. 留置尿管

（1）患者仰卧位，双腿屈曲外展。

（2）护士站在患者的右侧，打开导尿包第一层取出清洁包。清洁会阴部皮肤。打开导尿包内层，铺无菌区，第二次消毒。连接接尿袋，用镊子夹取液状石蜡棉球，润滑导尿管，置入需要的长度，见尿液时注射器注入水10～15ml（防止尿道损伤），整理用物。

（3）如患者有前列腺增生，尿管不易置入，请泌尿外科医生协助。

3. 摆放手术体位 采取头（颈）后仰卧位（图3-2）。

（1）双肩下平肩峰垫一肩垫，抬高肩部约20°，头后仰。

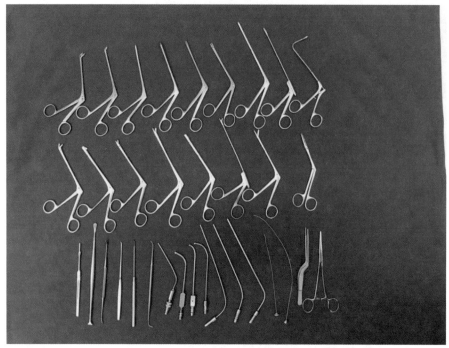

图 3-1 鼻备件

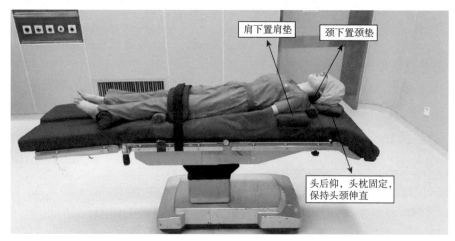

图 3-2 头(颈)后仰平卧位

(2)颈下垫一圆枕,防颈部悬空。

(3)固定头部避免晃动,保持头颈正中过伸位,利于操作。

(4)双上肢自然放于身体两侧固定肘部。双下肢伸直,双腘窝及足跟下可放软垫。

(5)约束带轻轻固定膝部。

(四)器械护士术前准备

1. 摆台

(1)选择近手术区较宽敞区域铺置无菌器械台。

（2）将无菌包放置于器械车中央，检查无菌包名称、灭菌日期和包外化学指示物，包装是否完整、干燥，有无破损。

（3）打开无菌包的外层包布后，洗手护士进行外科手消毒，由巡回护士用无菌持物钳打开内层无菌单；顺序为先打开近侧，检查包内灭菌化学指示物合格后再走到对侧打开对侧，四周无菌单垂于车缘下 30cm 以上，并保证无菌单下缘在回风口以上。协助洗手护士穿无菌手术衣、戴无菌手套。再由巡回护士与洗手护士一对一打开无菌敷料、无菌物品。

（4）洗手护士按照器械卡片将无菌器械台面按器械物品使用顺序、频率、分类进行摆放，方便拿取物品。

2. 铺单

（1）患者头下一中单对折平铺，小治疗巾包裹至发际线，铺 4 块小治疗巾，1/3 对折，传递时包裹双手，避免污染，先铺下侧治疗巾、再到对侧铺对侧治疗巾、再到头侧治疗巾、再到近侧治疗巾，左右颈侧填塞颈球，充分暴露手术野。

（2）依次将中单对折切口，上下各一。

（3）在腿侧放置手术托盘，高度适宜，往托盘上铺置一块大治疗巾，然后洗手护士与手术医生（已穿好手术衣戴好手套）共同铺大洞巾，头侧铺一中单，脚下托盘铺一中单，暴露手术野。

3. 物品清点

（1）分别在手术开始前、关闭体腔前、关闭体腔后、缝合皮肤后 4 个时刻，巡回护士与洗手护士对手术台上的所有物品清点 2 遍，准确记录。

（2）清点纱布、纱单时，要完全展开，确认纱布和钡线是否完整。

（3）清点棉球时，将药杯里的棉球全部取出，依次摆开清点，并与巡回共同确认药杯已空，再将棉球依次放回药杯内。

（4）注意器械的完整性：注意扣克钳的齿和镊子齿是否完整，开胸器的螺丝是否完整，缝针的针鼻儿是否完整。

（5）术中增加的物品，两人核对后及时记录。

（五）第一次手术安全核查

麻醉开始前，由手术医生主持，麻醉师、巡回护士按照《手术安全核查表》共同进行"三方"核查，医生看病历，麻醉师看医生工作站，巡回护士查看患者腕带，共同核对患者身份信息、手术方式、知情同意书、手术部位与标识，皮肤是否完整，术野皮肤准备情况，并查看影像资料、麻醉前物品准备情况等，核查无误后医生签字。

三、术中配合

（一）麻醉方法：全麻

麻醉过程中，手术室人员需陪同在患者身边，防止患者发生坠床。

二、第二次手术安全核查

手术开始前,由麻醉师主持,手术医生、巡回护士共同进行第二次"三方"核查,再次核对患者身份信息、手术部位与标识等,无误后麻醉师签字;手术物品准备情况的核查由手术室护士执行并向手术医生和麻醉医生报告。

(三)手术步骤及配合要点

上颌窦根治的手术步骤及配合要点见表 3-1。

表 3-1 上颌窦根治的手术步骤及配合要点

手术步骤	手术护理配合	注意事项
1. 消毒及铺巾	1. 消毒范围:头部及前额、颌面; 2. 递消毒钳夹消毒垫蘸 75％乙醇 2 遍消毒手术区域皮肤; 3. 铺单	1. 消毒的范围、顺序合格; 2. 乙醇待干; 3. 按照要求铺单
2. 中鼻甲处理	1. 处理依据:病变及形态的变异情况; 2. 处理方法:中鼻甲成形术——结构正常化	避免损伤穹隆部黏膜,中鼻甲与下鼻甲之间的距离＞5mm
3. 钩突切除	1. 前上附着部:额隐窝开放; 2. 尾端的完整切除:扩大上颌窦口	/
4. 筛窦开放	1. 判断三个边界:纸样板、筛顶、筛凹内壁; 2. 识别三个特殊气房:鼻丘气房、Haller 气房、Onodi 气房	三个血管神经:筛前动脉、筛后动脉、视神经
5. Draf Ⅰ 型手术:额隐窝开放术	彻底切开钩突包括钩突前上附着部,开放鼻丘气房,切除全部阻塞引流的额隐窝气房,保护额窦引流通道的黏膜	/
6. Draf Ⅱ 型手术	复杂的额窦炎,或者是由于 Draf Ⅰ 型手术失败需要进行修正手术时,则可选择 Ⅱ 型手术	/
7. Draf Ⅱ A 型手术	暴露额窦口,可用刮匙去除侵入到额窦底和额窦口的蛋壳样筛气房,用电钻去除纸样板和中鼻甲之间的额窦底壁,即额窦口的扩大	/
8. Draf Ⅱ B 型手术	暴露额窦口,电钻向前去除纸样板和中鼻甲之间的额窦底壁,即额窦底的切除	/

(续表)

手术步骤	手术护理配合	注意事项
9. DrafⅢ型手术	双侧额窦 DrafⅡ的手术后,再去除 2～3mm 方形软骨和筛骨垂直板连接处的鼻中隔,将额窦底壁的三角形骨质用电钻磨去鼻中隔上部和额窦中隔下部,从而形成一个很大的额窦同鼻腔相连的通道	/
10. 术后清点	同巡回老师核对器械卡片,清点器械并登记无误,加喷保湿剂,包好放于污器械间	器械上不能有明显血迹

四、术后

(一)第三次手术安全核查

患者离开手术室前,由巡回护士主持,手术医生、麻醉师共同进行第三次"三方"核查,包括患者身份信息、实际手术方式,确认手术标本,物品清点结果,检查皮肤完整性、动静脉通路、引流管,确认患者去向等内容,无误后巡回护士签字。

(二)送患者至麻醉复苏室

安置患者尿管,去除监护线,保护静脉,将患者病号服反穿保护颈部,加盖棉被,将患者从手术床移至对接车,与麻醉师一起送至麻醉复苏室,交由麻醉护士看管。

(三)送患者回病房

1. 搬运患者时应注意患者的适宜体位及保暖。
2. 转运过程中,保持液路及各种引流管的通畅,防止脱落,严密观察患者病情变化。
3. 手术医生、麻醉医生及手术室护士带齐患者物品,并约束好患者,共同将患者安全、稳妥地送回病房,与病房护士交接患者生命体征、皮肤、引流、输血输液(麻醉师交代)等情况,经病房护士核对正确后,与手术室护士在《手术患者交接记录单》上双签字;与家属交接患者衣物等。

(四)手术病理标本管理

1. 手术中的各种标本要妥善保管,定点放置专用容器内,不得遗失。
2. 手术医生填写《病理申请单》,巡回护士填写标本存放袋,要求字迹清晰,传染标本要注明标识。
3. 手术标本要求洗手护士、手术医生、巡回护士共同核对后,手术医生在标本袋上签字确认,不可代签。
4. 洗手护士将标本放入标本箱内和《病理申请单》到指定地方固定标本,用 10% 中性甲醛缓冲液,固定液的量不少于病理标本体积的 3～5 倍,并确保标本全部置于固定液之中。

5. 洗手护士与护工共同核对标本信息,无误后双签字,将标本及《病理申请单》放到标本柜里。

6. 巡回护士在手术室交班本上填写有无标本。

(五)手术后访视

1. 向患者或家属自我介绍。

2. 询问患者及家属:对手术室工作是否满意? 有什么意见建议?

第四章

显微镜-CO_2激光声带肿物切除手术护理常规

一、适应证

1. 声带息肉。
2. 声带囊肿。
3. 声带良性结节。

二、术前准备

(一)术前访视

1. 由巡回护士于手术前一日落实。

2. 巡回护士持《手术室护理记录单》、《手术室压疮风险评估单》和《手术室术前健康宣教单》到病区护士站查阅病历,了解患者的一般情况(重点生命体征),病史,术前诊断,拟定手术名称,手术部位,手术体位,麻醉方式,既往手术史,药物过敏史,手术前医院感染检查项目结果,重要脏器的功能状态,血常规项目等。

3. 巡回护士到病房访视患者

(1)自我介绍、说明访视目的,告知手术时会陪伴患者,让患者消除紧张、恐惧心理,态度和蔼。

(2)询问患者有无过敏史,包括药物和食物、酒精碘酒、麻醉药品等;有无活动义齿及隐形眼镜;有无假肢、金属植入物、心脏起搏器等;女性是否月经期,男性患者有无前列腺增生。

(3)查看患者的血管情况;评估需要穿刺的部位,确定是否需要做深静脉穿刺。

(4)进行压疮风险评估,评分在9分及以上者告知其压疮风险因素及采取的措施,并请患者或家属签字。

(5)女性不化妆,不涂口红;如果指甲上涂有颜色(红、黑、蓝等),请清除,否则影响指

脉氧监测数据,影响手术。

(6)告知患者遵医嘱禁食水;明日手术室会有平车接送,请提前排空大小便,穿好病号服,将贵重物品交于家人保管。

(7)询问患者有无其他手术护理相关疑问并给予解释。

(8)发放《术前健康宣教单》。

(二)接患者至手术床

1. 由手术室护士于手术当日推平车(或轮椅)到病房接患者。

2. 手术室护士持《手术患者交接记录单》,病区护士持患者病历与患者共同查看"腕带"进行身份确认,询问是否禁食水,有无发热,贵重物品交于家属。手术室护士与病区护士共同查看皮肤清洁情况、有无手术部位标识,患者皮肤的完整性;交接有无术中用药,检查并携带影像资料、病历等,并在《手术患者交接记录单》上签字,为患者佩戴手术间号码牌后送往手术等待室;转运途中,平车固定护栏,保证患者安全,并注意保暖。

3. 巡回护士、器械护士在等待室接患者,问候安慰患者,介绍自己将陪伴患者手术,再次核对患者病历、腕带进行身份确认。

4. 准备室护士或巡回护士建立静脉通路(一般用 20 号静脉留置针)。贴膜固定,标记留置时间。接至手术间并安全平移到手术床上。

5. 有术前用药(抗生素)者,核对皮试结果、身份信息无误后及时输注,开皮前 30 分钟至 1 小时输注完毕。

(三)巡回护士术前准备

1. 物品准备

(1)一次性物品:一次性显微镜套、一次性吸引器管、棉球。

(2)无菌器械、敷料包:盆、中单、支撑喉镜备件(图 4-1)、手术衣。

(3)高值物品:血管吻合线(备用)。

(4)仪器设备:电刀、显微镜、CO_2 激光、吸引器、冷光源。

2. 摆放手术体位 采取头颈后仰卧位(图 4-2)。

(1)双肩下平肩峰垫一肩垫,抬高肩部约 20°,头后仰。

(2)颈下垫一圆枕,防颈部悬空。

(3)固定头部避免晃动,保持头颈正中过伸位,利于操作。

(4)双上肢自然放于身体两侧固定肘部。双下肢伸直,双腘窝及足跟下可放软垫。

(5)约束带轻轻固定膝部。

(四)器械护士术前准备

1. 摆台

(1)选择近手术区较宽敞区域铺置无菌器械台。

(2)将无菌包放置于器械车中央,检查无菌包名称、灭菌日期和包外化学指示物,包装是否完整、干燥,有无破损。

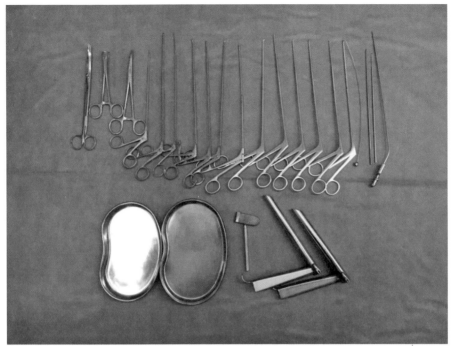

图 4-1 支撑喉镜备件

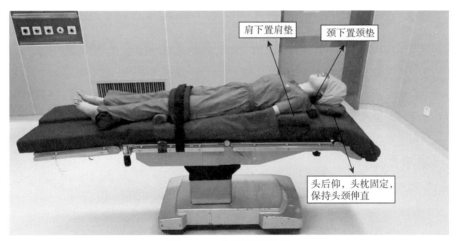

图 4-2 头颈后仰卧位

（3）打开无菌包的外层包布后，洗手护士进行外科手消毒，由巡回护士用无菌持物钳打开内层无菌单；顺序为先打开近侧，检查包内灭菌化学指示物合格后再走到对侧打开对侧，四周无菌单垂于车缘下 30cm 以上，并保证无菌单下缘在回风口以上。协助洗手护士穿无菌手术衣、戴无菌手套。再由巡回护士与洗手护士一对一打开无菌敷料、无菌物品。

（4）洗手护士按照器械卡片将无菌器械台面按器械物品使用顺序、频率、分类进行摆放，方便拿取物品。

2. 铺单

(1)巡回护士戴无菌手套将患者头抬起,术者将准备好的中单对折上放治疗巾一块一起置于患者头下。

(2)器械护士依次准备4块治疗巾,1/3对折,以唇为中心依次铺好。

(3)在患者胸腹上部放托盘,注意勿压皮肤。在托盘上放一无菌治疗巾。患者的左右两侧铺中单纵向从头侧至脚侧各一个。

(4)与术者一起铺大洞巾。

3. 物品清点

(1)分别在手术开始前、关闭体腔前、关闭体腔后、缝合皮肤后4个时刻,巡回护士与洗手护士对手术台上的所有物品清点2遍,准确记录。

(2)清点纱布、纱单时,要完全展开,确认纱布和钡线是否完整。

(3)清点棉球时,将药杯里的棉球全部取出,依次摆开清点,并与巡回共同确认药杯已空,再将棉球依次放回药杯内。

(4)注意器械的完整性:注意扣克钳的齿和镊子齿是否完整,螺丝是否完整;缝针的针鼻儿是否完整。

(5)术中增加的物品,两人核对后及时记录。

(五)第一次手术安全核查

麻醉开始前,由手术医生主持,麻醉师、巡回护士按照《手术安全核查表》共同进行"三方"核查,医生看病历,麻醉师看医生工作站,巡回护士查看患者腕带,共同核对患者身份信息、手术方式、知情同意书、手术部位与标识,皮肤是否完整,术野皮肤准备情况,并查看影像资料、麻醉前物品准备情况等,核查无误后医生签字。

三、术中配合

(一)麻醉方法:全麻

麻醉过程中,手术室人员需陪同在患者身边,防止患者发生坠床。

(二)第二次手术安全核查

手术开始前,由麻醉师主持,手术医生、巡回护士共同进行第二次"三方"核查,再次核对患者身份信息、手术部位与标识等,无误后麻醉师签字;手术物品准备情况的核查由手术室护士执行并向手术医生和麻醉医生报告。

(三)手术步骤及配合要点

显微镜-CO_2激光声带肿物切除的手术步骤及配合要点见表4-1。

表 4-1　显微镜-CO₂ 激光声带肿物切除的手术步骤及配合要点

手术步骤	手术护理配合	注意事项
1. 消毒及铺巾	1. 上至患者的额头,两侧至耳前,下至颈前皮肤,用碘伏消毒; 2. 常规铺单	1. 消毒的范围、顺序合格; 2. 注意保护眼睛
2. 喉撑开器撑开喉腔,连接冷光源、吸引器	准备合适的喉镜撑开器,准备无菌保护套套好冷光源	1. 注意镜头轻拿轻放; 2. 备小纱布保护门齿、上唇
3. 固定支撑架,暴露并固定声门	协助安装	/
4. 上显微镜,连接 CO₂ 激光器,暴露并分离喉肿物	递显微喉钳夹持喉肿物,显微剥离子剥离肿物	/
5. 喉肿物切除	递喉钳、喉剪、喉刀切除	标本要妥善放置
6. 检查术腔	合适的小棉球压迫止血,备肾上腺素一支	注意清点小棉球数量
7. 手术结束	清点台上用物,收好冷光源和镜头	冷光源和镜头勿压轻放
8. 术后清点	同巡回老师核对器械卡片,清点器械并登记无误,加喷保湿剂,包好放于污器械间	器械上不能有明显血迹

四、术后

(一)第三次手术安全核查

患者离开手术室前,由巡回护士主持,手术医生、麻醉师共同进行第三次"三方"核查,包括患者身份信息、实际手术方式,确认手术标本,物品清点结果,检查皮肤完整性、动静脉通路、引流管,确认患者去向等内容,无误后巡回护士签字。

(二)送患者至麻醉复苏室

安置患者,保护静脉,将患者病号服反穿保护颈部,加盖棉被,将患者从手术床移至对接车,与麻醉师一起送至麻醉复苏室,交由麻醉护士看管。

(三)送患者回病房

1. 搬运患者时应注意患者的适宜体位及保暖。
2. 转运过程中,保持液路及各种引流管的通畅,防止脱落,严密观察患者病情变化。
3. 手术医生、麻醉医生及手术室护士带齐患者物品,并约束好患者,共同将患者安全、稳妥地送回病房,与病房护士交接患者生命体征、皮肤、引流、输血输液(麻醉师交代)

等情况,经病房护士核对正确后,与手术室护士在《手术患者交接记录单》上双签字;与家属交接患者衣物等。

(四)手术病理标本管理

1. 手术中的各种标本要妥善保管,定点放置专用容器内,不得遗失。

2. 手术医生填写《病理申请单》,巡回护士填写标本存放袋,要求字迹清晰,传染标本要注明标识。

3. 手术标本要求洗手护士、手术医生、巡回护士共同核对后,手术医生在标本袋上签字确认,不可代签。

4. 洗手护士将标本放入标本箱内和《病理申请单》到指定地方固定标本,用10%中性甲醛缓冲液,固定液的量不少于病理标本体积的3~5倍,并确保标本全部置于固定液之中。

5. 洗手护士与护工共同核对标本信息,无误后双签字,将标本及《病理申请单》放到标本柜里。

6. 巡回护士在手术室交班本上填写有无标本。

(五)手术后访视

1. 向患者或家属自我介绍。

2. 询问患者及家属:手术室工作是否满意? 有什么意见建议?

第五章

半喉切除喉功能重建手术护理常规

一、适应证

1. 会厌癌局限于会厌喉面或其边缘,而未侵及会厌根部,与声带的前联合区有安全边缘。

2. 会厌癌侵及舌面,范围局限,舌根无癌肿。

3. 会厌癌及杓会厌皱襞,唯杓状软骨未侵及,无水肿。

二、术前准备

(一)术前访视

1. 由巡回护士于手术前一日落实。

2. 巡回护士持《手术室护理记录单》《手术室压疮风险评估单》和《手术室术前健康宣教单》到病区护士站查阅病历,了解患者的一般情况(重点生命体征),病史,术前诊断,拟定手术名称,手术部位,手术体位,麻醉方式,既往手术史,药物过敏史,手术前医院感染检查项目结果,重要脏器的功能状态,血常规项目等。

3. 巡回护士到病房访视患者

(1)自我介绍、说明访视目的,告知手术时会陪伴患者,让患者消除紧张、恐惧心理,态度和蔼。

(2)询问患者有无过敏史,包括药物和食物、酒精碘酒、麻醉药品等;有无活动义齿及隐形眼镜;有无假肢、金属植入物、心脏起搏器等;女性是否月经期,男性患者有无前列腺增生。

(3)查看患者的血管情况;评估需要穿刺的部位,确定是否需要做深静脉穿刺。

(4)进行压疮风险评估,评分在 9 分及以上者告知其压疮风险因素及采取的措施,并请患者或家属签字。

(5)女性不化妆,不涂口红;如果指甲上涂有颜色(红、黑、蓝等),请清除,否则影响指脉氧监测数据,影响手术。

（6）告知患者遵医嘱禁食水；明日手术室会有平车接送，请提前排空大小便，穿好病号服，将贵重物品交于家人保管。

（7）询问患者有无其他手术护理相关疑问并给予解释。

（8）发放《术前健康宣教单》。

(二)接患者至手术床

1. 由手术室护士于手术当日推平车(或轮椅)到病房接患者。

2. 手术室护士持《手术患者交接记录单》，病区护士持患者病历与患者共同查看"腕带"进行身份确认，询问是否禁食水，有无发热，贵重物品交于家属。手术室护士与病区护士共同查看皮肤清洁情况、有无手术部位标识，患者皮肤的完整性；交接有无术中用药，检查并携带影像资料、病历等，并在《手术患者交接记录单》上签字，为患者佩戴手术间号码牌后送往手术等待室；转运途中，平车固定护栏，保证患者安全，并注意保暖。

3. 巡回护士、器械护士在等待室接患者，问候安慰患者，介绍自己将陪伴患者手术，再次核对患者病历、腕带进行身份确认。

4. 准备室护士或巡回护士建立静脉通路(一般用 20 号静脉留置针)。贴膜固定，标记留置时间。接至手术间并安全平移到手术床上。

5. 有术前用药(抗生素)者，核对皮试结果、身份信息无误后及时输注，开皮前 30 分钟至 1 小时输注完毕。

(三)巡回护士术前准备

1. 物品准备

（1）一次性物品：1#、4#、7#慕丝线，6×14 圆针，5×12 角针，7×17 圆针，吸引器管，吸引器头，钡线纱布，切口贴膜。

（2）无菌器械、敷料包：盆，腺体包(图 5-1)，喉备件(图 5-2)，颈口，中单，手术衣。

（3）仪器设备：电刀，吸引器。

（4）仰卧位体位垫：长方肩垫，头圈，圆枕，约束带一条。

2. 摆放手术体位　头颈后仰卧位(图 5-3)。

（1）双肩下平肩峰垫一肩垫，抬高肩部约 20°，头后仰。

（2）颈下垫一圆枕，防颈部悬空。

（3）固定头部避免晃动，保持头颈正中过伸位，利于操作。

（4）双上肢自然放于身体两侧，固定肘部。双下肢伸直，双腘窝及足跟下可放软垫。

（5）约束带轻轻固定膝部。

3. 留置尿管

（1）患者仰卧位，双腿屈曲外展。

（2）护士站在患者的右侧，打开导尿包第一层取出清洁包。清洁会阴部皮肤。打开导尿包内层，铺无菌区，第二次消毒。连接接尿袋，用镊子夹取液状石蜡棉球，润滑导尿管，置入需要的长度，见尿液时注射器注入水 10～15ml(防止尿道损伤)，整理用物。

（3）如患者有前列腺增生，尿管不易置入，请泌尿外科医生协助。

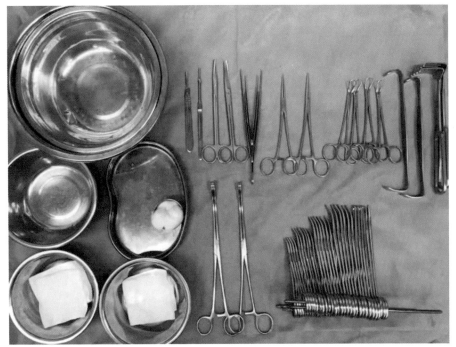

图 5-1　腺体包

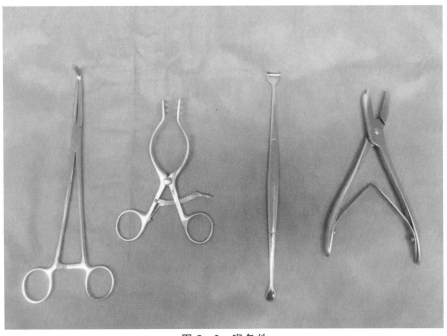

图 5-2　喉备件

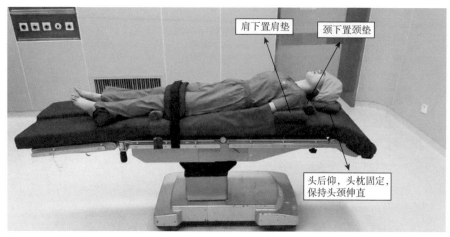

图 5 - 3　头颈后仰卧位

(四)器械护士术前准备

1. 摆台

(1)选择近手术区较宽敞区域铺置无菌器械台。

(2)将无菌包放置于器械车中央,检查无菌包名称、灭菌日期和包外化学指示物,包装是否完整、干燥,有无破损。

(3)打开无菌包的外层包布后,洗手护士进行外科手消毒,由巡回护士用无菌持物钳打开内层无菌单;顺序为先打开近侧,检查包内灭菌化学指示物合格后再走到对侧打开对侧,四周无菌单垂于车缘下 30cm 以上,并保证无菌单下缘在回风口以上。协助洗手护士穿无菌手术衣、戴无菌手套。再由巡回护士与洗手护士一对一打开无菌敷料、无菌物品。

(4)洗手护士按照器械卡片将无菌器械台面按器械物品使用顺序、频率、分类进行摆放,方便拿取物品。

2. 铺单

(1)对折中单一块铺于头肩下方。

(2)将 2 块治疗巾揉成团填塞于颈部两侧空隙。

(3)铺 4 块治疗巾于切口处(第一块治疗巾 1/3 对折置于胸腹部,之后以切口为中心铺剩余 3 块治疗巾)。

(4)在腿侧放置手术托盘,高度适宜,往托盘上铺置一块大治疗巾,然后洗手护士与手术医生(已穿好手术衣戴好手套)共同铺中单在头、腹上各一个,最后大洞巾暴露手术野。

3. 物品清点

(1)分别在手术开始前、关闭体腔前、关闭体腔后、缝合皮肤后 4 个时刻,巡回护士与洗手护士对手术台上的所有物品清点 2 遍,准确记录。

(2)清点纱布、纱单时,要完全展开,确认纱布和钡线是否完整。

(3)清点棉球时,将药杯里的棉球全部取出,依次摆开清点,并与巡回护士共同确认药杯已空,再将棉球依次放回药杯内。

(4)注意器械的完整性:注意血管钳的齿和镊子齿是否完整,剪刀的螺丝是否完整,缝针的针鼻儿是否完整。

(5)术中增加的物品,两人核对后及时记录。

(五)第一次手术安全核查

麻醉开始前,由手术医生主持,麻醉师、巡回护士按照《手术安全核查表》共同进行"三方"核查,医生看病历,麻醉师看医生工作站,巡回护士查看患者腕带,共同核对患者身份信息、手术方式、知情同意书、手术部位与标识,皮肤是否完整,术野皮肤准备情况,并查看影像资料、麻醉前物品准备情况等,核查无误后医生签字。

三、术中配合

(一)麻醉方法:全麻

麻醉过程中,手术室人员需陪同在患者身边,防止患者发生坠床。

(二)第二次手术安全核查

手术开始前,由麻醉师主持,手术医生、巡回护士共同进行第二次"三方"核查,再次核对患者身份信息、手术部位与标识等,无误后麻醉师签字;手术物品准备情况的核查由手术室护士执行并向手术医生和麻醉医生报告。

(三)手术步骤及配合要点

半喉切除喉功能重建的手术步骤及配合要点见表5-1。

表5-1　半喉切除喉功能重建的手术步骤及配合要点

手术步骤	手术护理配合	注意事项
1. 消毒及铺巾	1. 消毒范围:上至上唇,下至乳头,两侧至斜方肌前缘; 2. 铺单	1. 消毒的范围、顺序合格; 2. 碘伏适量; 3. 注意防水膜护眼
2. 气管切开插管	1. 递皮镊夹75%乙醇棉球消毒切口皮肤; 2. 递23♯刀切开皮肤,递大弯血管钳2把、皮镊、高频电刀笔切开皮下、颈阔肌,暴露白线;沿颈白线钝性纵向分离颈前肌,将甲状腺峡部上拉纵向分离气管前筋膜,用尖刀切开,插入麻醉导管	切皮肤的刀片卸下放置污染区

(续表)

手术步骤	手术护理配合	注意事项
3. 扩大切口	递手术刀及中弯钳,沿环状软骨水平顺颈皮纹做弧形切口,切口稍向两侧延长至胸锁乳突肌前缘,切开皮肤、皮下组织及颈阔肌,于颈阔肌深面向上翻皮瓣达舌骨水平	1. 更换器械及辅料; 2. 注意清点; 3. 备 7×17 圆针 7#线吊皮瓣
4. 部分喉切除	1. 递电刀、舌骨剪将喉正中切开,分离双侧胸骨甲状肌及胸骨,缝针固定皮瓣; 2. 用乳突牵开器及剥离子辅助暴露喉体,切除喉前组织及淋巴组织送检; 3. 切开环甲膜,探查声门下,沿甲状软骨板正中纵向切开两侧甲状软骨板,骨剪切开甲状软骨并沿上下缘向两侧剪开,在中线垂直切开喉内组织,直视下安全切除距肿瘤 5mm 以上组织	1. 用盐水纱布保护皮瓣; 2. 落实手术隔离技术; 3. 备 6×14 圆针及 3-0 线; 4. 留好标本
5. 喉功能重建	递大弯钳和电刀,固定会厌根,松解残余室带、声门下组织,用 6×14 圆针拉拢对缝缝合,覆盖声带突。将两侧颈前带状肌筋膜内翻与喉内残余声带、室带黏膜对位缝合。间断缝合颈前肌带状筋膜,封闭喉部,肌肉加固	缝合前清点所有无菌物品、器械、敷料
6. 冲洗切口放置引流	无菌生理盐水冲洗伤口,彻底检查有无出血,放置引流条,分层间断对位缝合皮下组织	备 6×14 圆针及 3-0 丝线
7. 缝合皮肤	递有齿镊,5×12 角针 3-0 丝线间断缝合	1. 清点纱布在指定区域; 2. 关闭后再次清点无菌物品、器械、敷料
8. 协助医生覆盖伤口	递乙醇棉球消毒切口,递无钡线纱布覆盖,绷带加压包扎	保留棉球需清点
9. 术后清点	同巡回老师核对器械卡片,清点器械并登记无误,加喷保湿剂,包好放于污器械间	器械上不能有明显血迹

四、术后

(一)第三次手术安全核查

患者离开手术室前,由巡回护士主持,手术医生、麻醉师共同进行第三次"三方"核查,包括患者身份信息、实际手术方式,确认手术标本,物品清点结果,检查皮肤完整性、动静脉通路、引流管,确认患者去向等内容,无误后巡回护士签字。

(二)送患者至麻醉复苏室

安置患者胃管、尿管,去除监护线,保护静脉,将患者病号服反穿保护颈部,加盖棉被,将患者从手术床移至对接车,与麻醉师一起送至麻醉复苏室,交由麻醉护士看管。

(三)送患者回病房

1. 搬运患者时应注意患者的适宜体位及保暖。

2. 转运过程中,保持液路及各种引流管的通畅,防止脱落,严密观察患者病情变化。

3. 手术医生、麻醉医生及手术室护士带齐患者物品,并约束好患者,共同将患者安全、稳妥地送回病房,与病房护士交接患者生命体征、皮肤、引流、输血输液(麻醉师交代)等情况,经病房护士核对正确后,与手术室护士在《手术患者交接记录单》上双签字;与家属交接患者衣物等。

(四)手术病理标本管理

1. 手术中的各种标本要妥善保管,定点放置专用容器内,不得遗失。

2. 手术医生填写《病理申请单》,巡回护士填写标本存放袋,要求字迹清晰,传染标本要注明标识。

3. 手术标本要求洗手护士、手术医生、巡回护士共同核对后,手术医生在标本袋上签字确认,不可代签。

4. 洗手护士将标本放入标本箱内和《病理申请单》到指定地方固定标本,用10%中性甲醛缓冲液,固定液的量不少于病理标本体积的3～5倍,并确保标本全部置于固定液之中。

5. 洗手护士与护工共同核对标本信息,无误后双签字,将标本及《病理申请单》放到标本柜里。

6. 巡回护士在手术室交班本上填写有无标本。

(五)手术后访视

1. 向患者或家属自我介绍。

2. 询问患者及家属:对手术室工作是否满意? 有什么意见建议?

第六章

扁桃体摘除及腺样体刮除手术护理常规

一、适应证

1. 慢性扁桃体炎反复发作。
2. 扁桃体结石、息肉。
3. 腺样体肥大影响呼吸、吞咽、睡眠或语音等。

二、术前准备

(一)术前访视

1. 由巡回护士于手术前一日落实。

2. 巡回护士持《手术室护理记录单》、《手术室压疮风险评估单》和《手术室术前健康宣教单》到病区护士站查阅病历,了解患者的一般情况(重点生命体征)、病史、术前诊断、拟定手术名称、手术部位、手术体位、麻醉方式、既往手术史、药物过敏史、手术前医院感染检查项目结果、重要脏器的功能状态、血常规项目等。

3. 巡回护士到病房访视患者

(1)自我介绍、说明访视目的,告知手术时会陪伴患者,让患者消除紧张、恐惧心理,态度和蔼。

(2)询问患者有无过敏史,包括药物和食物、酒精碘酒、麻醉药品等;有无活动义齿及隐形眼镜;有无假肢、金属植入物、心脏起搏器等;女性是否月经期,男性患者有无前列腺增生。

(3)查看患者的血管情况;评估需要穿刺的部位,确定是否需要做深静脉穿刺。

(4)进行压疮风险评估,评分在 9 分及以上者告知其压疮风险因素及采取的措施,并请患者或家属签字。

(5)女性不化妆,不涂口红;如果指甲上涂有颜色(红、黑、蓝等),请清除,否则影响指脉氧监测数据,影响手术。

（6）告知患者遵医嘱禁食水；明日手术室会有平车接送，请提前排空大小便，穿好病号服，将贵重物品交于家人保管。

（7）询问患者有无其他手术护理相关疑问并给予解释。

（8）发放《术前健康宣教单》。

（二）接患者至手术床

1. 由手术室护士于手术当日推平车（或轮椅）到病房接患者。

2. 手术室护士持《手术患者交接记录单》，病区护士持患者病历与患者共同查看"腕带"进行身份确认，询问是否禁食水，有无发热，贵重物品交于家属。手术室护士与病区护士共同查看皮肤清洁情况、有无手术部位标识，患者皮肤的完整性；交接有无术中用药，检查并携带影像资料、病历等，并在《手术患者交接记录单》上签字，为患者佩戴手术间号码牌后送往手术等待室；转运途中，平车固定护栏，保证患者安全，并注意保暖。

3. 巡回护士、器械护士在等待室接患者，问候安慰患者，介绍自己将陪伴患者手术，再次核对患者病历、腕带进行身份确认。

4. 准备室护士或巡回护士建立静脉通路（一般用 20 号静脉留置针）。贴膜固定，标记留置时间，接至手术间并安全平移到手术床上。

5. 有术前用药（抗生素）者，核对皮试结果、身份信息无误后及时输注，开皮前 30 分钟至 1 小时输注完毕。

（三）巡回护士术前准备

1. 物品准备

（1）一次性物品：单极电刀、吸引器、电刀套、灯把套、8 号尿管、6×14 圆针、4 号线。

（2）无菌器械、敷料包：腺样体包（图 6-1）、中单、头颈包、手术衣。

（3）高值物品：等离子刀。

（4）仪器设备：电刀、吸引器、鼻窦镜、70°镜头。

2. 摆放手术体位　头颈后仰位（图 6-2）。

（1）双肩下平肩峰垫一肩垫，抬高肩部约 20°，头后仰。

（2）颈下垫一圆枕，防颈部悬空。

（3）固定头部避免晃动，保持头颈正中过伸位，利于操作。

（4）双上肢自然放于身体两侧固定肘部。双下肢伸直，双腘窝及足跟下可放软垫。

（5）约束带轻轻固定膝部。

（四）器械护士术前准备

1. 摆台

（1）选择近手术区较宽敞区域铺置无菌器械台。

（2）将无菌包放置于器械车中央，检查无菌包名称、灭菌日期和包外化学指示物，包装是否完整、干燥，有无破损。

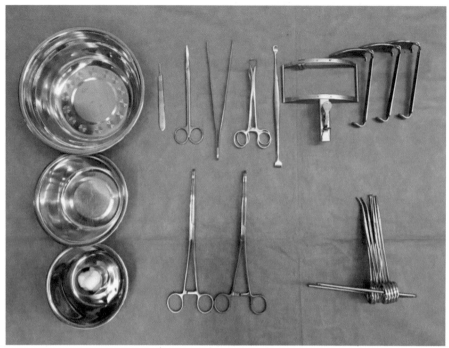

图 6-1　腺样体包

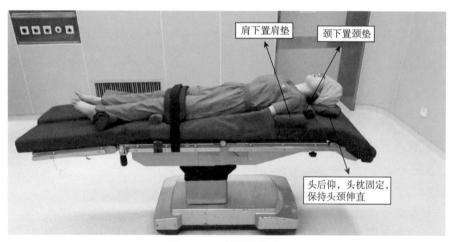

图 6-2　头颈后仰位

（3）打开无菌包的外层包布后，洗手护士进行外科手消毒，由巡回护士用无菌持物钳打开内层无菌单；顺序为先打开近侧，检查包内灭菌化学指示物合格后再走到对侧打开对侧，四周无菌单垂于车缘下 30cm 以上，并保证无菌单下缘在回风口以上。协助洗手护士穿无菌手术衣、戴无菌手套。再由巡回护士与洗手护士一对一打开无菌敷料、无菌物品。

（4）洗手护士按照器械卡片将无菌器械台面按器械物品使用顺序、频率、分类进行摆放，方便拿取物品。

2. 铺单

(1)患者头下一中单对折平铺,小治疗巾包裹至发际线,铺 4 块小治疗巾,1/3 对折,传递时包裹双手,避免污染,以唇为中心铺 4 块治疗巾,先铺胸腹部治疗巾,再铺两侧颌面部,最后铺头侧。

(2)依次将中单对折切口,上下各一。

(3)在腿侧放置手术托盘,高度适宜,往托盘上铺置一块大治疗巾,然后洗手护士与手术医生(已穿好手术衣戴好手套)共同铺大洞巾暴露手术野。

3. 物品清点

(1)分别在手术开始前、关闭体腔前、关闭体腔后、缝合皮肤后 4 个时刻,巡回护士与洗手护士对手术台上的所有物品清点两遍,准确记录。

(2)清点纱布、纱单时,要完全展开,确认纱布和钡线是否完整。

(3)清点棉球时,将药杯里的棉球全部取出,依次摆开清点,并与巡回共同确认药杯已空,再将棉球依次放回药杯内。

(4)注意器械的完整性:注意剪刀是否完整,开口器的螺丝是否完整;缝针的针鼻儿是否完整。

(5)术中增加的物品,两人核对后及时记录。

(五)第一次手术安全核查

麻醉开始前,由手术医生主持,麻醉师、巡回护士按照《手术安全核查表》共同进行"三方"核查,医生看病历,麻醉师看医生工作站,巡回护士查看患者腕带,共同核对患者身份信息、手术方式、知情同意书、手术部位与标识,皮肤是否完整,术野皮肤准备情况,并查看影像资料、麻醉前物品准备情况等,核查无误后医生签字。

三、术中配合

(一)麻醉方法:全麻

麻醉过程中,手术室人员需陪同在患者身边,防止患者发生坠床。

(二)第二次手术安全核查

手术开始前,由麻醉师主持,手术医生、巡回护士共同进行第二次"三方"核查,再次核对患者身份信息、手术部位与标识等,无误后麻醉师签字;手术物品准备情况的核查由手术室护士执行并向手术医生和麻醉医生报告。

(三)手术步骤及配合要点

扁桃体摘除及腺样体刮除的手术步骤及配合要点见表 6-1。

表 6 - 1　扁桃体摘除及腺样体刮除的手术步骤及配合要点

手术步骤	手术护理配合	注意事项
1. 消毒及铺巾	1. 上至患者的额头,两侧至耳前,下至颈前皮肤,用乙醇消毒; 2. 常规铺单	1. 消毒的范围、顺序合格; 2. 乙醇适量,不可太多; 3. 眼睛务必用防水膜贴好
2. 沿前后柱黏膜切开咽腭部	递扁桃体爪钳夹持扁桃体,电刀或等离子刀头切开,吸引器头吸引	电刀笔头套上绝缘套
3. 沿被膜剥离扁桃体上极及前、后柱	递扁桃体钳分离上极、扁桃体剥离子剥离前后柱	/
4. 摘除扁桃体	电刀或等离子刀头切除扁桃体蒂部,递扁桃体钳夹持棉球压迫止血	注意棉球的数量
5. 检查扁桃体有无缺损及出血点	电刀或等离子刀头止血,必要时用 6×14 圆针 4 号线结扎	/
6. 摘除对侧扁桃体	配合同上	/
7. 腺样体刮出	递腺样体刮匙或等离子刀切除腺样体	/
8. 创面止血	递纱球压迫止血	注意纱球的数量
9. 检查切口出血情况	递扁桃体钳夹持盐水纱布擦拭	/
10. 拔出气管插管	吸净口腔分泌物,检查切口有无出血	/
11. 术后清点	同巡回老师核对器械卡片,清点器械并登记无误,加喷保湿剂,包好放于污器械间	器械上不能有明显血迹

四、术后

(一)第三次手术安全核查

患者离开手术室前,由巡回护士主持,手术医生、麻醉师共同进行第三次"三方"核查,包括患者身份信息、实际手术方式,确认手术标本,物品清点结果,检查皮肤完整性、动静脉通路、引流管,确认患者去向等内容,无误后巡回护士签字。

(二)送患者至麻醉复苏室

安置患者,保护静脉,将患者病号服反穿保护颈部,加盖棉被,将患者从手术床移至对接车,与麻醉师一起送至麻醉复苏室,交由麻醉护士看管。

(三)送患者回病房

1. 搬运患者时应注意患者的适宜体位及保暖。

2. 转运过程中,保持液路及各种引流管的通畅,防止脱落,严密观察患者病情变化。

3. 手术医生、麻醉医生及手术室护士带齐患者物品,并约束好患者,共同将患者安全、稳妥地送回病房,与病房护士交接患者生命体征、皮肤、输液(麻醉师交代)等情况,经病房护士核对正确后,与手术室护士在《手术患者交接记录单》上双签字;与家属交接患者衣物等。

(四)手术病理标本管理

1. 手术中的各种标本要妥善保管,定点放置专用容器内,不得遗失。

2. 手术医生填写《病理申请单》,巡回护士填写标本存放袋,要求字迹清晰,传染标本要注明标识。

3. 手术标本要求洗手护士、手术医生、巡回护士共同核对后,手术医生在标本袋上签字确认,不可代签。

4. 洗手护士将标本放入标本箱内和《病理申请单》到指定地方固定标本,用10%中性甲醛缓冲液,固定液的量不少于病理标本体积的3~5倍,并确保标本全部置于固定液之中。

5. 洗手护士与护工共同核对标本信息,无误后双签字,将标本及《病理申请单》放到标本柜里。

6. 巡回护士在手术室交班本上填写有无标本。

(五)手术后访视

1. 向患者或家属自我介绍。

2. 询问患者及家属:对手术室工作是否满意?有什么意见建议?

第七章

腮腺切除手术护理常规

一、适应证

1. 慢性腮腺炎反复发作,导管扩张或腺体破坏明显、保留效果不佳。
2. 淋巴上皮病变。
3. 腮腺实质结石。
4. 腮腺良性肿瘤或低度恶性肿瘤,面部神经侵犯的病例。

二、术前准备

(一)术前访视

1. 由巡回护士于手术前一日落实。

2. 巡回护士持《手术室护理记录单》、《手术室压疮风险评估单》和《手术室术前健康宣教单》到病区护士站查阅病历,了解患者的一般情况(重点生命体征),病史,术前诊断,拟定手术名称,手术部位,手术体位,麻醉方式,既往手术史,药物过敏史,手术前医院感染检查项目结果,重要脏器的功能状态,血常规项目等。

3. 巡回护士到病房访视患者

(1)自我介绍、说明访视目的,告知手术时会陪伴患者,让患者消除紧张、恐惧心理,态度和蔼。

(2)询问患者有无过敏史,包括药物和食物、酒精碘酒、麻醉药品等;有无活动义齿及隐形眼镜;有无假肢、金属植入物、心脏起搏器等;女性是否月经期,男性患者有无前列腺增生。

(3)查看患者的血管情况;评估需要穿刺的部位,确定是否需要做深静脉穿刺。

(4)进行压疮风险评估,评分在 9 分及以上者告知其压疮风险因素及采取的措施,并请患者或家属签字。

(5)女性不化妆,不涂口红;如果指甲上涂有颜色(红、黑、蓝等),请清除,否则影响指脉氧监测数据,影响手术。

(6)告知患者遵医嘱禁食水；明日手术室会有平车接送，请提前排空大小便，穿好病号服，将贵重物品交于家人保管。

(7)询问患者有无其他手术护理相关疑问并给予解释。

(8)发放《术前健康宣教单》。

(二)接患者至手术床

1. 由手术室护士于手术当日推平车(或轮椅)到病房接患者。

2. 手术室护士持《手术患者交接记录单》，病区护士持患者病历与患者共同查看"腕带"进行身份确认，询问是否禁食水，有无发热，贵重物品交于家属。手术室护士与病区护士共同查看皮肤清洁情况、有无手术部位标识，患者皮肤的完整性；交接有无术中用药，检查并携带影像资料、病历等，并在《手术患者交接记录单》上签字，为患者佩戴手术间号码牌后送往手术等待室；转运途中，平车固定护栏，保证患者安全，并注意保暖。

3. 巡回护士、器械护士在等待室接患者，问候安慰患者，介绍自己将陪伴患者手术，再次核对患者病历、腕带进行身份确认。

4. 准备室护士或巡回护士建立静脉通路(一般用 20 号静脉留置针)。贴膜固定，标记留置时间。接至手术间并安全平移到手术床上。

5. 有术前用药(抗生素)者，核对皮试结果、身份信息无误后及时输注，开皮前 30 分钟至 1 小时输注完毕。

(三)巡回护士术前准备

1. 物品准备

(1)一次性物品：1♯、4♯、7♯慕丝线，6×14 圆针，5×12 角针，吸引器管，吸引器头，钡线纱布，电刀套，清洁片，灯把套，45×45 切口贴膜，45×9 贴膜(杂物袋)。

(2)无菌器械、敷料包：盆，腺体包(图 7-1)，中单，颈口，手术衣。

(3)仪器设备：电刀，吸引器。

(4)仰卧位体位垫：长方肩垫，头圈，圆枕，约束带一条。

2. 摆放手术体位　仰卧位，头后仰，头偏向健侧(图 7-2)。

(1)双肩下平肩峰垫一肩垫，抬高肩部约 20°，头后仰。

(2)颈下垫一圆枕，防颈部悬空。

(3)固定头部避免晃动，保持头颈正中过伸位，利于操作。

(4)双上肢自然放于身体两侧，固定肘部。双下肢伸直，双腘窝及足跟下可放软垫。

(5)约束带轻轻固定膝部。

(四)器械护士术前准备

1. 摆台

(1)选择近手术区较宽敞区域铺置无菌器械台。

(2)将无菌包放置于器械车中央，检查无菌包名称、灭菌日期和包外化学指示物，包装是否完整、干燥，有无破损。

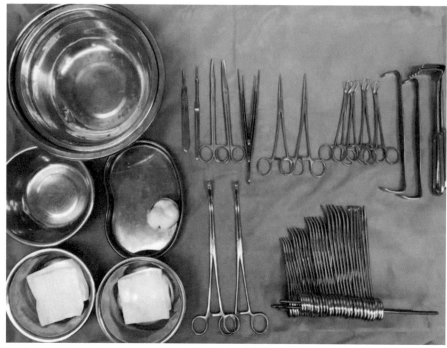

图 7 - 1 腺体包

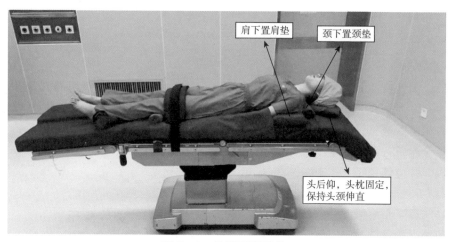

图 7 - 2 头颈后仰卧位

（3）打开无菌包的外层包布后，洗手护士进行外科手消毒，由巡回护士用无菌持物钳打开内层无菌单；顺序为先打开近侧，检查包内灭菌化学指示物合格后再走到对侧打开对侧，四周无菌单垂于车缘下 30cm 以上，并保证无菌单下缘在回风口以上。协助洗手护士穿无菌手术衣、戴无菌手套。再由巡回护士与洗手护士一对一打开无菌敷料、无菌物品。

（4）洗手护士按照器械卡片将无菌器械台面按器械物品使用顺序、频率、分类进行摆放，方便拿取物品。

2. 铺单

(1)对折中单一块铺于头肩下方。

(2)将 2 块治疗巾揉成团填塞于颈部两侧空隙。

(3)铺 4 块治疗巾于切口处(第一块治疗巾 1/3 对折置于胸腹部,之后以切口为中心铺剩余 3 块治疗巾)。

(4)在腿侧放置手术托盘,高度适宜,往托盘上铺置一块大治疗巾,然后洗手护士与手术医生(已穿好手术衣戴好手套)共同铺中单在头、腹上各一块,最后大洞巾暴露手术野。

3. 物品清点

(1)分别在手术开始前、关闭体腔前、关闭体腔后、缝合皮肤后四个时刻,巡回护士与洗手护士对手术台上的所有物品清点两遍,准确记录。

(2)清点纱布、纱单时,要完全展开,确认纱布和钡线是否完整。

(3)清点棉球时,将药杯里的棉球全部取出,依次摆开清点,并与巡回护士共同确认药杯已空,再将棉球依次放回药杯内。

(4)注意器械的完整性:注意血管钳的齿和镊子齿是否完整,剪刀的螺丝是否完整,缝针的针鼻儿是否完整。

(5)术中增加的物品,两人核对后及时记录。

(五)第一次手术安全核查

麻醉开始前,由手术医生主持,麻醉师、巡回护士按照《手术安全核查表》共同进行"三方"核查,医生看病历,麻醉师看医生工作站,巡回护士查看患者腕带,共同核对患者身份信息、手术方式、知情同意书、手术部位与标识,皮肤是否完整,术野皮肤准备情况,并查看影像资料、麻醉前物品准备情况等,核查无误后医生签字。

三、术中配合

(一)麻醉方法:全麻

麻醉过程中,手术室人员需陪同在患者身边,防止患者发生坠床。

(二)第二次手术安全核查

手术开始前,由麻醉师主持,手术医生、巡回护士共同进行第二次"三方"核查,再次核对患者身份信息、手术部位与标识等,无误后麻醉师签字;手术物品准备情况的核查由手术室护士执行并向手术医生和麻醉医生报告。

(三)手术步骤及配合要点

腮腺切除的操作步骤及配合要点见表 7-1。

表 7 - 1 腮腺切除的操作步骤及配合要点

手术步骤	手术护理配合	注意事项
1. 消毒及铺巾	1. 消毒范围:上界平发际线;下界为锁骨上线;前界为中线;后界为耳后 8cm; 2. 递消毒钳夹消毒垫蘸 2% 碘酒一遍,75% 乙醇 2 遍消毒手术区域皮肤; 3. 铺单	1. 消毒的范围、顺序合格; 2. 碘酒、乙醇待干; 3. 按照要求铺单
2. 沿耳屏前纵行切开,向下绕耳垂达下颌支后凹的上部继而向下延伸,在下颌角下 2cm 处转向前方 S 形切开暴露术野	1. 递 45×45 贴膜,粘贴手术区域皮肤; 2. 递皮镊夹 75% 乙醇棉球消毒切口皮肤; 3. 递 23♯ 刀切开皮肤,递小弯血管钳 2 把、皮镊、高频电刀笔切开皮下、颈阔肌、腮腺筋膜。甲状腺拉钩暴露术野,蚊式弯钳止血,3-0 丝线结扎,干纱布拭血	切皮肤的刀片卸下放置污染区
3. 游离腮腺前缘,显露腮腺组织	递组织钳提夹皮缘,电刀辅助锐性剥离	将开皮纱布放置污染区
4. 切开嚼肌筋膜	递 15 号刀片切开,蚊式钳止血,3-0 线结扎	/
5. 游离面神经等各神经支	递蚊式钳及神经剥离子分离,神经拉钩牵开神经显露术野	/
6. 结扎、切断腮腺管	递蚊式钳夹住腮腺管,1 号线双重结扎,15 号刀片切断	备双 1 号结扎线
7. 剥离、切除腮腺浅支	递神经剥离子剥离,15 号刀片切除	/
8. 将面神经诸支拉开,切除腮腺组织深叶	递橡胶片、蚊式钳钳夹末端牵引,盐水纱布保护,静脉拉钩拉开神经,15 号刀片剥离切除	落实手术隔离技术
9. 冲洗切口放置引流片	无菌冲洗盐水冲洗,中弯钳协助放置橡皮条	/
10. 缝合肌肉及皮下组织	递无齿镊,6×14 圆针 3-0 线间断缝合	缝合前清点所有无菌物品、器械、敷料
11. 缝合皮肤	递有齿镊,5×12 角针 3-0 丝线间断缝合	1. 清点纱布在指定区域; 2. 关闭后再次清点无菌物品、器械、敷料
12. 覆盖切口	递无钡线纱布覆盖,绷带加压包扎	/
13. 术后清点	同巡回老师核对器械卡片,清点器械并登记无误,加喷保湿剂,包好放于污器械间	器械上不能有明显血迹

四、术后

(一)第三次手术安全核查

患者离开手术室前,由巡回护士主持,手术医生、麻醉师共同进行第三次"三方"核查,包括患者身份信息、实际手术方式,确认手术标本,物品清点结果,检查皮肤完整性、动静脉通路、引流管,确认患者去向等内容,无误后巡回护士签字。

(二)送患者至麻醉复苏室

安置患者胃管、尿管,去除监护线,保护静脉,将患者病号服反穿保护颈部,加盖棉被,将患者从手术床移至对接车,与麻醉师一起送至麻醉复苏室,交由麻醉护士看管。

(三)送患者回病房

1. 搬运患者时应注意患者的适宜体位及保暖。
2. 转运过程中,保持液路及各种引流管的通畅,防止脱落,严密观察患者病情变化。
3. 手术医生、麻醉医生及手术室护士带齐患者物品,并约束好患者,共同将患者安全、稳妥地送回病房,与病房护士交接患者生命体征、皮肤、引流、输血输液(麻醉师交代)等情况,经病房护士核对正确后,与手术室护士在《手术患者交接记录单》上双签字;与家属交接患者衣物等。

(四)手术病理标本管理

1. 手术中的各种标本要妥善保管,定点放置专用容器内,不得遗失。
2. 手术医生填写《病理申请单》,巡回护士填写标本存放袋,要求字迹清晰,传染标本要注明标识。
3. 手术标本要求洗手护士、手术医生、巡回护士共同核对后,手术医生在标本袋上签字确认,不可代签。
4. 洗手护士将标本放入标本箱内和《病理申请单》到指定地方固定标本,用 10% 中性甲醛缓冲液,固定液的量不少于病理标本体积的 3～5 倍,并确保标本全部置于固定液之中。
5. 洗手护士与护工共同核对标本信息,无误后双签字,将标本及《病理申请单》放到标本柜里。
6. 巡回护士在手术室交班本上填写有无标本。

(五)手术后访视

1. 向患者或家属自我介绍。
2. 询问患者及家属:对手术室工作是否满意? 有什么意见建议?

第八章

阴式子宫切除手术护理常规

一、适应证

以下情况无盆腔粘连者:
1. 子宫脱垂。
2. 功能性子宫出血。
3. 子宫良性肿瘤。
4. 子宫肌腺症。

二、术前准备

(一)术前访视

1. 由巡回护士于手术前一日落实。

2. 巡回护士持《手术室护理记录单》、《手术室压疮风险评估单》和《手术室术前健康宣教单》到病区护士站查阅病历,了解患者的一般情况(重点生命体征),病史,术前诊断,拟定手术名称,手术部位,手术体位,麻醉方式,既往手术史,药物过敏史,手术前医院感染检查项目结果,重要脏器的功能状态,血常规项目等。

3. 巡回护士到病房访视患者

(1)自我介绍、说明访视目的,告知手术时会陪伴患者,让患者消除紧张、恐惧心理,态度和蔼。

(2)询问患者有无过敏史,包括药物和食物、酒精碘酒、麻醉药品等;有无活动义齿及隐形眼镜;有无假肢、金属植入物、心脏起搏器等;是否月经期。

(3)查看患者的血管情况;评估需要穿刺的部位,确定是否需要做深静脉穿刺。

(4)进行压疮风险评估,评分在9分及以上者告知其压疮风险因素及采取的措施,并请患者或家属签字。

(5)不化妆,不涂口红;如果指甲上涂有颜色(红、黑、蓝等),请清除,否则影响指脉氧监测数据,影响手术。

（6）告知患者遵医嘱禁食水；明日手术室会有平车接送，请提前排空大小便，穿好病号服，将贵重物品交于家人保管。

（7）询问患者有无其他手术护理相关疑问并给予解释。

（8）发放《术前健康宣教单》。

（二）接患者至手术床

1. 由手术室护士于手术当日推平车（或轮椅）到病房接患者。

2. 手术室护士持《手术患者交接记录单》，病区护士持患者病历与患者共同查看"腕带"进行身份确认，询问是否禁食水，有无发热，贵重物品交于家属。手术室护士与病区护士共同查看皮肤清洁情况、有无手术部位标识，患者皮肤的完整性；交接有无术中用药，检查并携带影像资料、病历等，并在《手术患者交接记录单》上签字，为患者佩戴手术间号码牌后送往手术等待室；转运途中，平车固定护栏，保证患者安全，并注意保暖。

3. 巡回护士、器械护士在等待室接患者，问候安慰患者，介绍自己将陪伴患者手术，再次核对患者病历、腕带进行身份确认。

4. 准备室护士或巡回护士建立静脉通路（一般用 20 号静脉留置针）。贴膜固定，标记留置时间。接至手术间并安全平移到手术床上。

5. 有术前用药（抗生素）者，核对皮试结果、身份信息无误后及时输注，开皮前 30 分钟至 1 小时输注完毕。

（三）巡回护士术前准备

1. 物品准备

（1）一次性物品：电刀套、吸引器管、吸引器头、钡线纱布、导尿包、灯把套。

（2）无菌器械、敷料包：盆、子宫包（图 8-1）、中单、腹口、手术衣。

（3）高值物品：止血材料、1♯可吸收线。

（4）仪器设备：电刀、吸引器。

2. 留置尿管

（1）患者仰卧位，双腿屈曲外展。

（2）护士站在患者的右侧，打开导尿包第一层取出清洁包。清洁会阴部皮肤。打开导尿包内层，铺无菌区，第二次消毒。连接接尿袋，用镊子夹取液状石蜡棉球，润滑导尿管，置入需要的长度，见尿液时注射器注入水 10～15ml（防止尿道损伤），整理用物。

3. 摆放手术体位　采取截石位（图 8-2）。

（1）安置体位前核对手术患者信息及手术部位。

（2）固定腿架，并在腿架上平铺体位垫或防压疮软垫，备好约束带。

（3）患者仰卧褪去裤子，穿上腿套，向下平移患者，使臀部尽量靠近手术台腿板下折床缘，臀下垫软垫，取下或摇下手术床尾。

（4）双腿放于支腿架上，屈膝呈 90°。调节腿架的高度，两腿外展呈夹角 90°，保持腘窝不受压，并约束固定双腿。

（5）固定双手，将手术床调至头低脚高位约 15°。

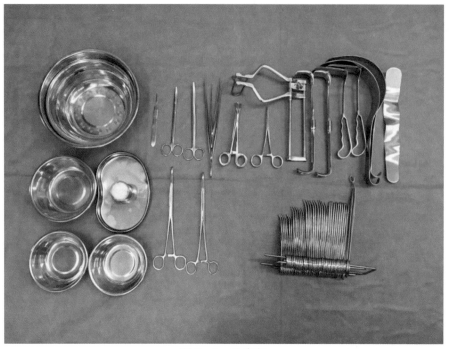

图 8-1 子宫包

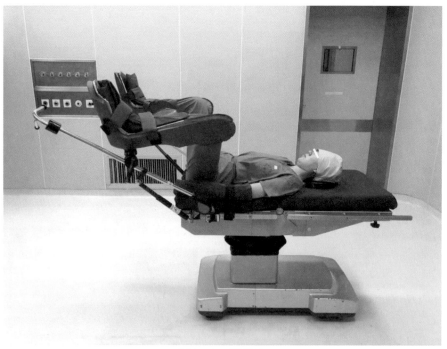

图 8-2 截石位

(四)器械护士术前准备

1. 摆台

(1)选择近手术区较宽敞区域铺置无菌器械台。

(2)将无菌包放置于器械车中央,检查无菌包名称、灭菌日期和包外化学指示物,包装是否完整、干燥,有无破损。

(3)打开无菌包的外层包布后,洗手护士进行外科手消毒,由巡回护士用无菌持物钳打开内层无菌单;顺序为先打开近侧,检查包内灭菌化学指示物合格后再走到对侧打开对侧,四周无菌单垂于车缘下30cm以上,并保证无菌单下缘在回风口以上。协助洗手护士穿无菌手术衣、戴无菌手套。再由巡回护士与洗手护士一对一打开无菌敷料、无菌物品。

(4)洗手护士按照器械卡片将无菌器械台面按器械物品使用顺序、频率、分类进行摆放,方便拿取物品。

2. 铺单

(1)方巾1/3折置臀下。

(2)套腿套。

(3)4块治疗巾菱形铺置。

(4)铺腹口S形折叠于耻骨联合处。

(5)两中单对折铺腿架。

(6)切口上铺一中单。

(7)对角铺中单,从头侧至对侧脚方向(同法铺对侧)。

3. 物品清点

(1)分别在手术开始前、关闭体腔前、关闭体腔后、缝合皮肤后4个时刻,巡回护士与洗手护士对手术台上的所有物品清点2遍,准确记录。

(2)清点纱布、纱单时,要完全展开,确认纱布和钡线是否完整。

(3)清点棉球时,将药杯里的棉球全部取出,依次摆开清点,并与巡回护士共同确认药杯已空,再将棉球依次放回药杯内。

(4)注意器械的完整性:注意扣克钳的齿和镊子齿是否完整,开胸器的螺丝是否完整,缝针的针鼻儿是否完整。

(5)术中增加的物品,两人核对后及时记录。

(五)第一次手术安全核查

麻醉开始前,由手术医生主持,麻醉师、巡回护士按照《手术安全核查表》共同进行"三方"核查,医生看病历,麻醉师看医生工作站,巡回护士查看患者腕带,共同核对患者身份信息、手术方式、知情同意书、手术部位与标识,皮肤是否完整,术野皮肤准备情况,并查看影像资料、麻醉前物品准备情况等,核查无误后医生签字。

三、术中配合

(一)麻醉方法:全麻

麻醉过程中,手术室人员需陪同在患者身边,防止患者发生坠床。

(二)第二次手术安全核查

手术开始前,由麻醉师主持,手术医生、巡回护士共同进行第二次"三方"核查,再次核对患者身份信息、手术部位与标识等,无误后麻醉师签字;手术物品准备情况的核查由手术室护士执行并向手术医生和麻醉医生报告。

(三)手术步骤及配合要点

阴式子宫切除的手术步骤及配合要点见表8-1。

表8-1 阴式子宫切除的手术步骤及配合要点

手术步骤	手术护理配合	注意事项
1. 消毒及铺巾	1. 消毒范围:耻骨联合、肛周周围及臀、大腿上1/3内侧; 2. 递消毒钳夹消毒垫蘸2%碘伏3遍消毒手术区域皮肤; 3. 铺单	消毒的范围、顺序合格
2. 暴露术野	缝线固定小阴唇于外阴皮肤上。用宫颈钳钳夹子宫颈作牵拉用	/
3. 切开宫颈前壁黏膜	宫颈前唇黏膜切口,将金属导尿管插入膀胱内,辨认膀胱后壁在子宫颈前唇的附着点,在此附着点下0.5cm横弧形切开宫颈黏膜。切口位置可影响以后手术的进行:如切口太靠近宫颈,则难以找到阴道间隙;如切口过高,容易伤到膀胱底部	/
4. 分离膀胱	分离膀胱,提起阴道切口缘,用金属导尿管将膀胱壁挑起,看清膀胱下界,剪开膀胱后壁附着于宫颈前壁的疏松组织。找到膀胱与宫颈的间隙,自宫颈中线分离膀胱宫颈间隙。用阴道拉钩向上拉开膀胱,可见两侧膀胱宫颈韧带,贴近宫颈将其剪断分离。继续向上游离达膀胱反折腹膜。分离到腹膜时可感到组织疏松,手指触摸有薄膜滑动感	/

（续表）

手术步骤	手术护理配合	注意事项
5. 剪开膀胱子宫反折腹膜	剪开膀胱子宫反折腹膜,将膀胱向上方拉开,暴露反折腹膜皱襞,将其剪开并向两侧延长。在腹膜切缘中点缝一针丝线作牵拉标记	/
6. 宫颈后唇黏膜切口	沿宫颈前唇切口两侧向后延长宫颈黏膜切口,环形切开整个宫颈黏膜。紧贴宫颈后壁向上分离宫颈、阴道黏膜,直至子宫直肠反折腹膜	/
7. 切开子宫直肠窝腹膜	剪开子宫直肠窝反折腹膜,并向两侧延伸。于腹膜切缘中点处缝线一针,作牵拉标志	/
8. 暴露子宫主韧带和子宫骶韧带	于宫颈旁两侧和后方暴露主韧带和宫骶韧带	/
9. 处理子宫骶韧带	将宫颈向一侧上方牵拉,暴露对侧宫骶韧带,靠近宫颈钳夹、切断、缝扎,保留缝线备用	/
10. 处理子宫主韧带和子宫血管	将宫颈向对侧下方牵拉暴露一侧宫颈主韧带。紧贴宫颈自下而上,分次钳夹、切断、缝扎主韧带和子宫血管,并保留缝线。深达子宫峡部水平	/
11. 处理圆韧带	将子宫向下牵拉,暴露圆韧带。距子宫1～2cm钳夹、切断圆韧带,缝扎后保留缝线	/
12. 处理子宫附件	将子宫体向下牵拉,暴露一侧阔韧带、输卵管和卵巢固有韧带。分次钳夹、切断、缝扎。同法处理另侧后可取出子宫	/
13. 检查卵巢	摘除子宫后,检查各结扎残端及双侧卵巢大小、质地	/
14. 包埋缝合两侧残端组织	将两侧的阴道黏膜与同侧盆腔腹膜缘缝合,使各残端包埋在内	/
15. 缝合盆腹膜及阴道黏膜	从一侧开始穿过阴道前壁黏膜、盆腹膜前后缘及阴道后壁作连续或间断缝合,关闭盆腔及阴道。阴道内置消毒纱条	/
16. 协助医生覆盖伤口	递乙醇棉球消毒切口,递伤口敷料贴	/

(续表)

手术步骤	手术护理配合	注意事项
17. 术后清点	同巡回老师核对器械卡片,清点器械并登记无误,加喷保湿剂,包好放于污器械间	器械上不能有明显血迹

四、术后

(一)第三次手术安全核查

患者离开手术室前,由巡回护士主持,手术医生、麻醉师共同进行第三次"三方"核查,包括患者身份信息、实际手术方式,确认手术标本,物品清点结果,检查皮肤完整性、动静脉通路、引流管,确认患者去向等内容,无误后巡回护士签字。

(二)送患者至麻醉复苏室

安置患者胃管、尿管,去除监护线,保护静脉,将患者病号服反穿保护颈部,加盖棉被,将患者从手术床移至对接车,与麻醉师一起送至麻醉复苏室,交由麻醉护士看管。

(三)送患者回病房

1. 搬运患者时应注意患者的适宜体位及保暖。

2. 转运过程中,保持液路及各种引流管的通畅,防止脱落,严密观察患者病情变化。

3. 手术医生、麻醉医生及手术室护士带齐患者物品,并约束好患者,共同将患者安全、稳妥地送回病房,与病房护士交接患者生命体征、皮肤、引流、输血输液(麻醉师交代)等情况,经病房护士核对正确后,与手术室护士在《手术患者交接记录单》上双签字;与家属交接患者衣物等。

(四)手术病理标本管理

1. 手术中的各种标本要妥善保管,定点放置专用容器内,不得遗失。

2. 手术医生填写《病理申请单》,巡回护士填写标本存放袋,要求字迹清晰,传染标本要注明标识。

3. 手术标本要求洗手护士、手术医生、巡回护士共同核对后,手术医生在标本袋上签字确认,不可代签。

4. 洗手护士将标本放入标本箱内和《病理申请单》到指定地方固定标本,用10%中性甲醛缓冲液,固定液的量不少于病理标本体积的3~5倍,并确保标本全部置于固定液之中。

5. 洗手护士与护工共同核对标本信息,无误后双签字,将标本及《病理申请单》放到标本柜里。

6. 巡回护士在手术室交班本上填写有无标本。

(五)手术后访视

1. 向患者或家属自我介绍。
2. 询问患者及家属:对手术室工作是否满意? 有什么意见建议?

第九章

经腹子宫肌瘤剔除术护理常规

一、适应证

1. 单个或多个子宫肌瘤,影响生育。
2. 子宫肌瘤引起月经失调、痛经。
3. 宫颈肌瘤需保留生育功能。

二、术前准备

(一)术前访视

1. 由巡回护士于手术前一日落实。

2. 巡回护士持《手术室护理记录单》、《手术室压疮风险评估单》和《手术室术前健康宣教单》到病区护士站查阅病历,了解患者的一般情况(重点生命体征),病史,术前诊断,拟定手术名称,手术部位,手术体位,麻醉方式,既往手术史,药物过敏史,手术前医院感染检查项目结果,重要脏器的功能状态,血常规项目等。

3. 巡回护士到病房访视患者

(1)自我介绍、说明访视目的,告知手术时会陪伴患者,让患者消除紧张、恐惧心理,态度和蔼。

(2)询问患者有无过敏史,包括药物和食物、酒精碘酒、麻醉药品等;有无活动义齿及隐形眼镜;有无假肢、金属植入物、心脏起搏器等;是否月经期。

(3)查看患者的血管情况;评估需要穿刺的部位,确定是否需要做深静脉穿刺。

(4)进行压疮风险评估,评分在 9 分及以上者告知其压疮风险因素及采取的措施,并请患者或家属签字。

(5)不化妆,不涂口红;如果指甲上涂有颜色(红、黑、蓝等),请清除,否则影响指脉氧监测数据,影响手术。

(6)告知患者遵医嘱禁食水;明日手术室会有平车接送,请提前排空大小便,穿好病号服,将贵重物品交于家人保管。

(7)询问患者有无其他手术护理相关疑问并给予解释。

(8)发放《术前健康宣教单》。

(二)接患者至手术床

1. 由手术室护士于手术当日推平车(或轮椅)到病房接患者。

2. 手术室护士持《手术患者交接记录单》,病区护士持患者病历与患者共同查看"腕带"进行身份确认,询问是否禁食水,有无发热,贵重物品交于家属。手术室护士与病区护士共同查看皮肤清洁情况、有无手术部位标识,患者皮肤的完整性;交接有无术中用药,检查并携带影像资料、病历等,并在《手术患者交接记录单》上签字,为患者佩戴手术间号码牌后送往手术等待室;转运途中,平车固定护栏,保证患者安全,并注意保暖。

3. 巡回护士、器械护士在等待室接患者,问候安慰患者,介绍自己将陪伴患者手术,再次核对患者病历、腕带进行身份确认。

4. 准备室护士或巡回护士建立静脉通路(一般用20号静脉留置针)。贴膜固定,标记留置时间。接至手术间并安全平移到手术床上。

5. 有术前用药(抗生素)者,核对皮试结果、身份信息无误后及时输注,开皮前30分钟至1小时输注完毕。

(三)巡回护士术前准备

1. 物品准备

(1)一次性物品:长电刀套、吸引器管、吸引器头、钡线纱布、纱单、导尿包、灯把套。

(2)无菌器械、敷料包:盆、子宫包(图9-1)、中单、腹口、手术衣。

(3)高值物品:1♯倒刺线,止血材料,防粘连材料,压疮贴,371♯、1♯可吸收线。

(4)仪器设备:电刀、吸引器。

2. 留置尿管

(1)患者仰卧位,双腿屈曲外展。

(2)护士站在患者的右侧,打开导尿包第一层取出清洁包。清洁会阴部皮肤。打开导尿包内层,铺无菌区,第二次消毒。连接接尿袋,用镊子夹取液状石蜡棉球,润滑导尿管,置入需要的长度,见尿液时注射器注入水10~15ml(防止尿道损伤),整理用物。

3. 摆放手术体位 采取平卧位(图9-2)。

(1)患者仰卧于手术台上,戴手术帽(避免头发外露),头下垫薄软枕。

(2)必要时将臀部稍抬高。

(3)双手自然放于身体两侧,中单固定或按需要将手臂外展固定于托手板上,双下肢伸直,双腘窝下垫软垫,约束带固定膝部。

(四)器械护士术前准备

1. 摆台

(1)选择近手术区较宽敞区域铺置无菌器械台。

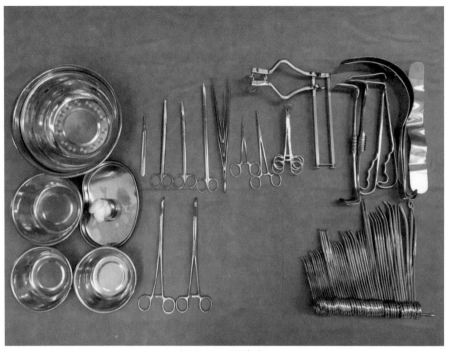

图 9-1 子宫包

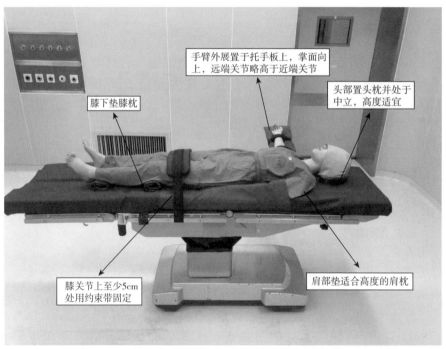

图 9-2 平卧位

（2）将无菌包放置于器械车中央,检查无菌包名称、灭菌日期和包外化学指示物,包装是否完整、干燥,有无破损。

（3）打开无菌包的外层包布后,洗手护士进行外科手消毒,由巡回护士用无菌持物钳打开内层无菌单;顺序为先打开近侧,检查包内灭菌化学指示物合格后再走到对侧打开对侧,四周无菌单垂于车缘下30cm以上,并保证无菌单下缘在回风口以上。协助洗手护士穿无菌手术衣、戴无菌手套。再由巡回护士与洗手护士一对一打开无菌敷料、无菌物品。

(4)洗手护士按照器械卡片将无菌器械台面按器械物品使用顺序、频率、分类进行摆放,方便拿取物品。

2. 铺单

(1)铺巾者站在患者右侧,4块小治疗巾1/3折,先铺会阴部,再对侧,再上部,再近侧。

(2)铺巾者穿好手术衣戴好手套后再和洗手护士一起铺好手术大洞巾。

(3)器械护士将托盘巾两层铺至托盘上。

(4)中单3块,铺巾者和器械护士一起,先铺切口上部将患者胸腹部覆盖,再铺切口下部将患者下肢覆盖,最后再铺下肢连托盘一起覆盖。

3. 物品清点

(1)分别在手术开始前、关闭体腔前、关闭体腔后、缝合皮肤后4个时刻,巡回护士与洗手护士对手术台上的所有物品清点2遍,准确记录。

(2)清点纱布、纱单时,要完全展开,确认纱布和钡线是否完整。

(3)清点棉球时,将药杯里的棉球全部取出,依次摆开清点,并与巡回护士共同确认药杯已空,再将棉球依次放回药杯内。

(4)注意器械的完整性:注意扣克钳的齿和镊子齿是否完整,开胸器的螺丝是否完整,缝针的针鼻儿是否完整。

(5)术中增加的物品,两人核对后及时记录。

(五)第一次手术安全核查

麻醉开始前,由手术医生主持,麻醉师、巡回护士按照《手术安全核查表》共同进行"三方"核查,医生看病历,麻醉师看医生工作站,巡回护士查看患者腕带,共同核对患者身份信息、手术方式、知情同意书、手术部位与标识,皮肤是否完整,术野皮肤准备情况,并查看影像资料、麻醉前物品准备情况等,核查无误后医生签字。

三、术中配合

(一)麻醉方法:全麻

麻醉过程中,手术室人员需陪同在患者身边,防止患者发生坠床。

(二)第二次手术安全核查

手术开始前,由麻醉师主持,手术医生、巡回护士共同进行第二次"三方"核查,再次核对患者身份信息、手术部位与标识等,无误后麻醉师签字;手术物品准备情况的核查由手术室护士执行并向手术医生和麻醉医生报告。

(三)手术步骤及配合要点

经腹子宫肌瘤剔除术的手术步骤及配合要点见表9-1。

表9-1 经腹子宫肌瘤剔除术的手术步骤及配合要点

手术步骤	手术护理配合	注意事项
1. 消毒及铺巾	1. 消毒范围:上至剑突、下至大腿上1/3,两侧至腋中线; 2. 递消毒钳夹消毒垫蘸2%碘酒一遍,75%乙醇2遍消毒手术区域皮肤; 3. 铺单	1. 消毒的范围、顺序合格; 2. 碘酒、乙醇待干; 3. 按照二(四)2要求铺单
2. 切开、探查	1. 切口:下腹正中切口或耻骨联合上横切口; 2. 探查:了解子宫肌瘤所在的部位、大小、数目,以决定子宫切口	1. 切皮肤的刀片卸下放置污染区; 2. 将开皮纱布放置污染区
3. 结扎动静脉	阻断子宫血供:行宫体部肌瘤切除前,在子宫峡部的左右侧阔韧带无血管区各作一小口,贯穿置胶管止血带,束扎子宫动、静脉,暂时阻断其供血。如手术时间较长,每10~15分钟放松止血带1分钟。术时亦可向子宫肌层注宫缩剂,以减少术时出血	/
4. 切除肌瘤	1. 壁间肌瘤剔除:在肌瘤表面血管较少的部位,视肌瘤大小行纵行、梭形或弧形切口,深至肌瘤包膜,沿包膜表面钝性分离,至基底部血管较多时,可钳夹后切除肿瘤,缝扎残端。用可吸收线行"8"字或连续缝合肌层1~2层。缝合时注意避免出现无效腔。浆肌层用0号可吸收线间断或连续褥式缝合。对多发肌瘤,应尽可能从一个切口切除多个肌瘤。靠近宫角部的肌瘤,切口应尽量远离宫角部,以免术后瘢痕影响输卵管通畅	/
	2. 浆膜下肌瘤切除:此类肌瘤常带蒂,可贴近子宫壁夹住瘤蒂,切除肌瘤。瘤蒂较宽时,可在基底部做一梭形切口,切除肌瘤及子宫瘤蒂部的浅肌层	/

（续表）

手术步骤	手术护理配合	注意事项
	3. 黏膜下肌瘤切除：若肌瘤明显突入宫腔，需进入宫腔内切除肿瘤，缝合肌层时，应避开黏膜层，以免内膜植入肌层，人为造成子宫内膜异位。对带蒂的黏膜下肌瘤，可经阴道进行切除	/
	4. 宫颈肌瘤剔除：应了解肌瘤与膀胱、直肠及输尿管的关系。对宫颈前壁肌瘤，先打开膀胱反折腹膜，锐性分离膀胱至肌瘤下缘及侧缘，切开宫颈前壁组织至肿瘤表面，沿肿瘤包膜钝性分离至基底部，钳夹、切除肌瘤，残端缝扎。宫颈肌层用可吸收线行"8"字或连续褥式缝合1～2层，并缝合膀胱腹膜反折	/
	5. 若为宫颈后壁肌瘤，应先打开宫颈-直肠间隙反折腹膜，推开直肠，再剔除肌瘤。对宫颈巨大肌瘤，可先打开阔韧带后叶，找到输尿管，必要时切开输尿管隧道，游离输尿管，再做肌瘤剔除	
5. 冲洗、关腹	探查有无出血，冲洗清点，关腹	/
6. 协助医生覆盖伤口	递乙醇棉球消毒切口，递伤口敷料贴	/
7. 术后清点	同巡回老师核对器械卡片，清点器械并登记无误，加喷保湿剂，包好放于污器械间	器械上不能有明显血迹

四、术后

（一）第三次手术安全核查

患者离开手术室前，由巡回护士主持，手术医生、麻醉师共同进行第三次"三方"核查，包括患者身份信息、实际手术方式，确认手术标本，物品清点结果，检查皮肤完整性、动静脉通路、引流管，确认患者去向等内容，无误后巡回护士签字。

（二）送患者至麻醉复苏室

安置患者胃管、尿管，去除监护线，保护静脉，将患者病号服反穿保护颈部，加盖棉被,将患者从手术床移至对接车,与麻醉师一起送至麻醉复苏室,交由麻醉护士看管。

(三)送患者回病房

1. 搬运患者时应注意患者的适宜体位及保暖。

2. 转运过程中,保持液路及各种引流管的通畅,防止脱落,严密观察患者病情变化。

3. 手术医生、麻醉医生及手术室护士带齐患者物品,并约束好患者,共同将患者安全、稳妥地送回病房,与病房护士交接患者生命体征、皮肤、引流、输血输液(麻醉师交代)等情况,经病房护士核对正确后,与手术室护士在《手术患者交接记录单》上双签字;与家属交接患者衣物等。

(四)手术病理标本管理

1. 手术中的各种标本要妥善保管,定点放置专用容器内,不得遗失。

2. 手术医生填写《病理申请单》,巡回护士填写标本存放袋,要求字迹清晰,传染标本要注明标识。

3. 手术标本要求洗手护士、手术医生、巡回护士共同核对后,手术医生在标本袋上签字确认,不可代签。

4. 洗手护士将标本放入标本箱内和《病理申请单》到指定地方固定标本,用 10% 中性甲醛缓冲液,固定液的量不少于病理标本体积的 3~5 倍,并确保标本全部置于固定液之中。

5. 洗手护士与护工共同核对标本信息,无误后双签字,将标本及《病理申请单》放到标本柜里。

6. 巡回护士在手术室交班本上填写有无标本。

(五)手术后访视

1. 向患者或家属自我介绍。

2. 询问患者及家属:对手术室工作是否满意? 有什么意见建议?

第十章

腹腔镜下全子宫(含双附件)切除手术护理常规

一、适应证

1. 子宫肌瘤,子宫小于孕 4 个月。
2. 子宫肌腺瘤、肌腺症。
3. 子宫内膜增生过长。
4. 子宫脱垂。

二、术前准备

(一)术前访视

1. 由巡回护士于手术前一日落实。

2. 巡回护士持《手术室护理记录单》、《手术室压疮风险评估单》和《手术室术前健康宣教单》到病区护士站查阅病历,了解患者的一般情况(重点生命体征),病史,术前诊断,拟定手术名称,手术部位,手术体位,麻醉方式,既往手术史,药物过敏史,手术前医院感染检查项目结果,重要脏器的功能状态,血常规项目等。

3. 巡回护士到病房访视患者

(1)自我介绍、说明访视目的,告知手术时会陪伴患者,让患者消除紧张、恐惧心理,态度和蔼。

(2)询问患者有无过敏史,包括药物和食物、酒精碘酒、麻醉药品等;有无活动义齿及隐形眼镜;有无假肢、金属植入物、心脏起搏器等;是否月经期。

(3)查看患者的血管情况;评估需要穿刺的部位,确定是否需要做深静脉穿刺。

(4)进行压疮风险评估,评分在 9 分及以上者告知其压疮风险因素及采取的措施,并请患者或家属签字。

(5)不化妆,不涂口红;如果指甲上涂有颜色(红、黑、蓝等),请清除,否则影响指脉氧监测数据,影响手术。

(6)告知患者遵医嘱禁食水;明日手术室会有平车接送,请提前排空大小便,穿好病号服,将贵重物品交于家人保管。

(7)询问患者有无其他手术护理相关疑问并给予解释。

(8)发放《术前健康宣教单》。

(二)接患者至手术床

1. 由手术室护士于手术当日推平车(或轮椅)到病房接患者。

2. 手术室护士持《手术患者交接记录单》,病区护士持患者病历与患者共同查看"腕带"进行身份确认,询问是否禁食水,有无发热,贵重物品交于家属。手术室护士与病区护士共同查看皮肤清洁情况、有无手术部位标识,患者皮肤的完整性;交接有无术中用药,检查并携带影像资料、病历等,并在《手术患者交接记录单》上签字,为患者佩戴手术间号码牌后送往手术等待室;转运途中,平车固定护栏,保证患者安全,并注意保暖。

3. 巡回护士、器械护士在等待室接患者,问候安慰患者,介绍自己将陪伴患者手术,再次核对患者病历、腕带进行身份确认。

4. 准备室护士或巡回护士建立静脉通路(一般用 20 号静脉留置针)。贴膜固定,标记留置时间。接至手术间并安全平移到手术床上。

5. 有术前用药(抗生素)者,核对皮试结果、身份信息无误后及时输注,开皮前 30 分钟至 1 小时输注完毕。

(三)巡回护士术前准备

1. 物品准备

(1)一次性物品:电刀套×2、吸引器管、腹腔镜管、输血器、加压袋、12×20 卡别针、纱布、导尿包。

(2)无菌器械、敷料包:盆、腔镜子宫包(图 10-1)、小阴切备件(图 10-2)、中单×2、腹口、手术衣。

(3)高值物品:穿刺器、止血材料、防粘连材料、压疮贴、2-0 吸收线。

(4)仪器设备:电刀、吸引器、腹腔镜(包括气腹机、成像系统、光纤)。

2. 留置尿管

(1)患者仰卧位,双腿屈曲外展。

(2)护士站在患者的右侧,打开导尿包第一层取出清洁包。清洁会阴部皮肤。打开导尿包内层,铺无菌区,第二次消毒。连接接尿袋,用镊子夹取液状石蜡棉球,润滑导尿管,置入需要的长度,见尿液时注射器注入水 10～15ml(防止尿道损伤),整理用物。

3. 摆放手术体位 采取截石位(图 10-3)。

(1)安置体位前核对手术患者信息及手术部位。

(2)固定腿架,并在腿架上平铺体位垫或防压疮软垫,备好约束带。

(3)患者仰卧褪去裤子,穿上腿套,向下平移患者,使臀部尽量靠近手术台腿板下折床缘,臀下垫软垫,取下或摇下手术床尾。

(4)双腿放于支腿架上屈膝呈 90°。调节腿架的高度两腿外展呈夹角 90°,保持腘窝不受压并约束固定双腿。

（5）固定双手将手术床调至头低脚高位约 15°。

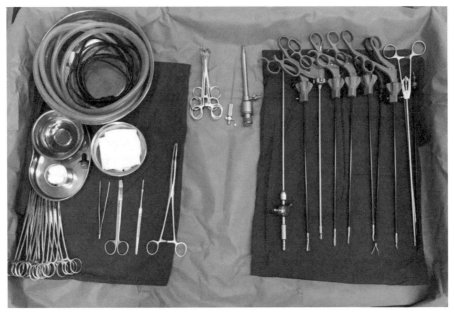

图 10 - 1　腔镜子宫包

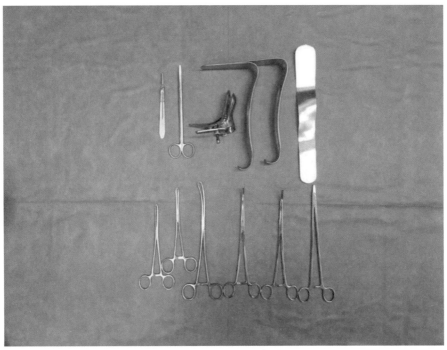

图 10 - 2　小阴切备件

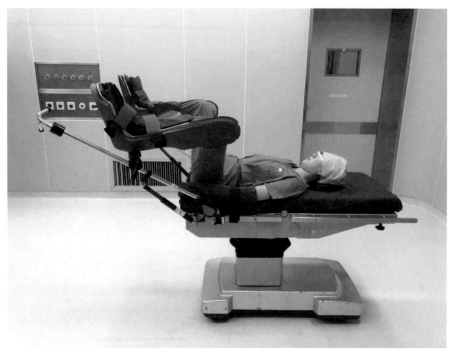

图 10 - 3　截石位

(四)器械护士术前准备

1.摆台

(1)选择近手术区较宽敞区域铺置无菌器械台。

(2)将无菌包放置于器械车中央,检查无菌包名称、灭菌日期和包外化学指示物,包装是否完整、干燥,有无破损。

(3)打开无菌包的外层包布后,洗手护士进行外科手消毒,由巡回护士用无菌持物钳打开内层无菌单;顺序为先打开近侧,检查包内灭菌化学指示物合格后再走到对侧打开对侧,四周无菌单垂于车缘下 30cm 以上,并保证无菌单下缘在回风口以上。协助洗手护士穿无菌手术衣、戴无菌手套。再由巡回护士与洗手护士一对一打开无菌敷料、无菌物品。

(4)洗手护士按照器械卡片将无菌器械台面按器械物品使用顺序、频率、分类进行摆放,方便拿取物品。

2.铺单

(1)方巾 1/3 折置臀下。

(2)套腿套。

(3)4 块治疗巾菱形铺置。

(4)铺腹口 S 形折叠于耻骨联合处。

(5)两中单对折铺腿架。

(6)切口上铺一中单。

(7)对角铺中单从头侧至对侧脚方向(同法铺对侧)。

3. 物品清点

(1)分别在手术开始前、关闭体腔前、关闭体腔后、缝合皮肤后 4 个时刻,巡回护士与洗手护士对手术台上的所有物品清点 2 遍,准确记录。

(2)清点纱布、纱单时,要完全展开,确认纱布和钡线是否完整。

(3)清点棉球时,将药杯里的棉球全部取出,依次摆开清点,并与巡回护士共同确认药杯已空,再将棉球依次放回药杯内。

(4)注意器械的完整性:注意扣克钳的齿和镊子齿是否完整,开胸器的螺丝是否完整;缝针的针鼻儿是否完整。

(5)术中增加的物品,两人核对后及时记录。

(五)第一次手术安全核查

麻醉开始前,由手术医生主持,麻醉师、巡回护士按照《手术安全核查表》共同进行"三方"核查,医生看病历,麻醉师看医生工作站,巡回护士查看患者腕带,共同核对患者身份信息、手术方式、知情同意书、手术部位与标识,皮肤是否完整,术野皮肤准备情况,并查看影像资料、麻醉前物品准备情况等,核查无误后医生签字。

三、术中配合

(一)麻醉方法:全麻

麻醉过程中,手术室人员需陪同在患者身边,防止患者发生坠床。

(二)第二次手术安全核查

手术开始前,由麻醉师主持,手术医生、巡回护士共同进行第二次"三方"核查,再次核对患者身份信息、手术部位与标识等,无误后麻醉师签字;手术物品准备情况的核查由手术室护士执行并向手术医生和麻醉医生报告。

(三)手术步骤及配合要点

腹腔镜下全子宫(含双附件)切除的手术步骤及配合要点见表 10-1。

表 10-1　腹腔镜下全子宫(含双附件)切除的手术步骤及配合要点

手术步骤	手术护理配合	注意事项
1. 消毒及铺巾	1. 消毒范围:上至剑突,下至大腿上 1/3,两侧至腋中线,耻骨联合、肛周及臀,大腿上 1/3 内侧; 2. 递消毒钳夹消毒垫蘸 2% 碘酒一遍,75% 乙醇 2 遍消毒手术区域皮肤; 3. 铺单	1. 消毒的范围、顺序合格; 2. 碘酒、乙醇待干; 3. 按照二(四)2 要求铺单

手术步骤	手术护理配合	注意事项
2. 建立气腹	建立气腹,脐上缘作 10mm 穿刺孔置入腹腔镜,下腹两侧相当于麦氏点水平,左侧安放 10mm、右侧安放 5mm 套管,递无损伤抓钳、2 把分离钳、双极电凝钳	穿刺成功后改头低臀高 30°
3. 探查	探查盆腹腔,了解子宫大小、位置、与周围脏器关系	/
4. 处理子宫圆韧带	向内上方钳夹提起子宫角的圆韧带,于离子宫角外侧 2～3cm 处用双极电凝钳电凝处理 1～2cm 段,用剪刀剪断圆韧带。同法处理对侧圆韧带	/
5. 剪开子宫膀胱反折腹膜及两侧阔韧带前叶	沿圆韧带断端切口,用冲洗管向阔韧带、膀胱反折腹膜内注入生理盐水,使之分离后分别剪开前叶及反折腹膜,再用钝性探棒或钳夹自制的分离"花生米",将膀胱下推,将阔韧带前叶外缘向外下方稍分离	/
6. 附件处理	1. 切除附件:提起一侧输卵管,显露卵巢骨盆漏斗韧带,用双极电凝钳充分电凝韧带,使韧带内血管闭合,应有足够的宽度,在其中部小心剪断。也可用剪刀剪开漏斗韧带下缘腹膜一切口,再用分离钳穿孔引过 7 号丝线一端,将丝线两端都引到腹外,打结后再用推杆推入扎紧。同法在盆壁侧结扎 2 道,近卵巢侧结扎 1 道,于两结间剪断韧带; 2. 保留附件:距子宫角 2cm 处用双极电凝钳电凝输卵管峡部后剪断。再电凝卵巢固有韧带,剪断之。注意一定要电凝彻底,且不宜太靠近子宫,否则易引起出血。也可用上述穿孔法分别结扎、切断输卵管及卵巢固有韧带	/
7. 继续分离	继续分离膀胱反折腹膜,将膀胱下推,注意层次要清楚,可以看见发白的宫颈筋膜,两侧的组织是膀胱柱,电凝分离后,将膀胱推至宫颈外口。向两侧分离可见子宫峡部及子宫动脉	/

(续表)

手术步骤	手术护理配合	注意事项
8. 切断子宫动脉	此为极重要的一步,如果上述分离顺利,可见子宫动脉。如不能显露,分离时将子宫向对侧牵引,使子宫峡部有一定张力,继续在剪开的阔韧带之间加压冲水,最好在离子宫旁1cm部位用分离钳轻轻地进行分离,找到子宫血管。分离时不要贴紧子宫峡部,否则易引起出血	/
9. 剪断韧带	用双极电凝钳分次电凝、剪断子宫骶骨韧带及大部分子宫主韧带	
10. 切除子宫	切开阴道前穹隆,切除子宫	
11. 取出子宫	1. 手术助手以塑料袋装入湿纱布,经阴道放入阴道前穹隆,向盆腔内顶入,术者将子宫向头侧牵拉,可在镜下辨别要切开的阴道前穹隆顶部,用电凝钩切开阴道穹隆壁,可见阴道填塞物。将子宫向要切开部位相反的方向牵拉,使此部位有一定的张力,再用电凝钩同法依次切开阴道穹隆壁,断离全子宫。注意阴道内填充物要足够,以防腹腔内气体外漏;	/
	2. 切除之子宫可经阴道取出,再重新置入纱布,以防气体漏出,在镜下间断缝合阴道残端及反折腹膜。也可经阴道缝合阴道残端	/
12. 冲洗、止血、关口	冲洗腹盆腔,在水中检查有无活动出血,吸净积液,排出气体后,取出镜头及套管,缝合各穿刺孔	/
13. 协助医生覆盖伤口	递乙醇棉球消毒切口,递伤口敷料贴	/
14. 术后清点	同巡回老师核对器械卡片,清点器械并登记无误,加喷保湿剂,包好放于污器械间	器械上不能有明显血迹

四、术后

(一)第三次手术安全核查

患者离开手术室前,由巡回护士主持,手术医生、麻醉师共同进行第三次"三方"核查,包括患者身份信息、实际手术方式,确认手术标本,物品清点结果,检查皮肤完整性、动静脉通路、引流管,确认患者去向等内容,无误后巡回护士签字。

(二)送患者至麻醉复苏室

安置患者胃管、尿管,去除监护线,保护静脉,将患者病号服反穿保护颈部,加盖棉被,将患者从手术床移至对接车,与麻醉师一起送至麻醉复苏室,交由麻醉护士看管。

(三)送患者回病房

1. 搬运患者时应注意患者的适宜体位及保暖。

2. 转运过程中,保持液路及各种引流管的通畅,防止脱落,严密观察患者病情变化。

3. 手术医生、麻醉医生及手术室护士带齐患者物品,并约束好患者,共同将患者安全、稳妥地送回病房,与病房护士交接患者生命体征、皮肤、引流、输血输液(麻醉师交代)等情况,经病房护士核对正确后,与手术室护士在《手术患者交接记录单》上双签字;与家属交接患者衣物等。

(四)手术病理标本管理

1. 手术中的各种标本要妥善保管,定点放置专用容器内,不得遗失。

2. 手术医生填写《病理申请单》,巡回护士填写标本存放袋,要求字迹清晰,传染标本要注明标识。

3. 手术标本要求洗手护士、手术医生、巡回护士共同核对后,手术医生在标本袋上签字确认,不可代签。

4. 洗手护士将标本放入标本箱内和《病理申请单》到指定地方固定标本,用10％中性甲醛缓冲液,固定液的量不少于病理标本体积的3～5倍,并确保标本全部置于固定液之中。

5. 洗手护士与护工共同核对标本信息,无误后双签字,将标本及《病理申请单》放到标本柜里。

6. 巡回护士在手术室交班本上填写有无标本。

(五)手术后访视

1. 向患者或家属自我介绍。

2. 询问患者及家属:对手术室工作是否满意?有什么意见建议?

第十一章

宫颈锥形切除手术护理常规

一、适应证

1. 宫颈活检为原位癌,为确定病变范围及有无浸润。
2. 宫颈重度非典型增生。
3. 宫颈刮片多次阳性,但活检未能发现病变者。

二、术前准备

(一)术前访视

1. 由巡回护士于手术前一日落实。

2. 巡回护士持《手术室护理记录单》、《手术室压疮风险评估单》和《手术室术前健康宣教单》到病区护士站查阅病历,了解患者的一般情况(重点生命体征),病史,术前诊断,拟定手术名称,手术部位,手术体位,麻醉方式,既往手术史,药物过敏史,手术前医院感染检查项目结果,重要脏器的功能状态,血常规项目等。

3. 巡回护士到病房访视患者

(1)自我介绍、说明访视目的,告知手术时会陪伴患者,让患者消除紧张、恐惧心理,态度和蔼。

(2)询问患者有无过敏史,包括药物和食物、酒精碘酒、麻醉药品等;有无活动义齿及隐形眼镜;有无假肢、金属植入物、心脏起搏器等;是否月经期。

(3)查看患者的血管情况;评估需要穿刺的部位,确定是否需要做深静脉穿刺。

(4)进行压疮风险评估,评分在 9 分及以上者告知其压疮风险因素及采取的措施,并请患者或家属签字。

(5)不化妆,不涂口红;如果指甲上涂有颜色(红、黑、蓝等),请清除,否则影响指脉氧监测数据,影响手术。

(6)告知患者遵医嘱禁食水;明日手术室会有平车接送,请提前排空大小便,穿好病

号服,将贵重物品交于家人保管。

(7)询问患者有无其他手术护理相关疑问并给予解释。

(8)发放《术前健康宣教单》。

(二)接患者至手术床

1. 由手术室护士于手术当日推平车(或轮椅)到病房接患者。

2. 手术室护士持《手术患者交接记录单》,病区护士持患者病历与患者共同查看"腕带"进行身份确认,询问是否禁食水,有无发热,贵重物品交于家属。手术室护士与病区护士共同查看皮肤清洁情况、有无手术部位标识,患者皮肤的完整性;交接有无术中用药,检查并携带影像资料、病历等,并在《手术患者交接记录单》上签字,为患者佩戴手术间号码牌后送往手术等待室;转运途中,平车固定护栏,保证患者安全,并注意保暖。

3. 巡回护士、器械护士在等待室接患者,问候安慰患者,介绍自己将陪伴患者手术,再次核对患者病历、腕带进行身份确认。

4. 准备室护士或巡回护士建立静脉通路(一般用 20 号静脉留置针)。贴膜固定,标记留置时间。接至手术间并安全平移到手术床上。

5. 有术前用药(抗生素)者,核对皮试结果、身份信息无误后及时输注,开皮前 30 分钟至 1 小时输注完毕。

(三)巡回护士术前准备

1. 物品准备

(1)一次性物品:电刀套、吸引器管、吸引器头、钡线纱布、导尿包、灯把套。

(2)无菌器械、敷料包:盆、锥切包(图 11 - 1)、中单、腹口、手术衣。

(3)高值物品:止血材料、1♯可吸收线。

(4)仪器设备:电刀、吸引器。

2. 留置尿管

(1)患者仰卧位,双腿屈曲外展。

(2)护士站在患者的右侧,打开导尿包第一层取出清洁包。清洁会阴部皮肤。打开导尿包内层,铺无菌区,第二次消毒。连接接尿袋,用镊子夹取液状石蜡棉球,润滑导尿管,置入需要的长度,见尿液时注射器注入水 10~15ml(防止尿道损伤),整理用物。

3. 摆放手术体位 采取截石位(图 11 - 2)。

(1)安置体位前核对手术患者信息及手术部位。

(2)固定腿架,并在腿架上平铺体位垫或防压疮软垫,备好约束带。

(3)患者仰卧褪去裤子,穿上腿套,向下平移患者,使臀部尽量靠近手术台腿板下折床缘,臀下垫软垫,取下或摇下手术床尾。

(4)双腿放于支腿架上屈膝呈 90°。调节腿架的高度两腿外展呈夹角 90°,保持腘窝不受压并约束固定双腿。

(5)固定双手将手术床调至头低脚高位约 15°。

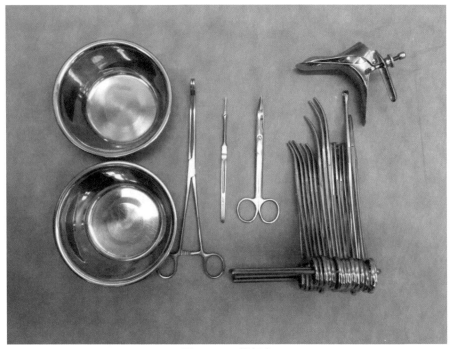

图 11 - 1　锥切包

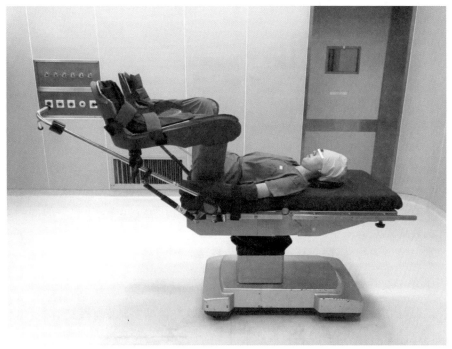

图 11 - 2　截石位

(四)器械护士术前准备

1. 摆台

(1)选择近手术区较宽敞区域铺置无菌器械台。

(2)将无菌包放置于器械车中央,检查无菌包名称、灭菌日期和包外化学指示物,包装是否完整、干燥,有无破损。

(3)打开无菌包的外层包布后,洗手护士进行外科手消毒,由巡回护士用无菌持物钳打开内层无菌单;顺序为先打开近侧,检查包内灭菌化学指示物合格后再走到对侧打开对侧,四周无菌单垂于车缘下 30cm 以上,并保证无菌单下缘在回风口以上。协助洗手护士穿无菌手术衣、戴无菌手套。再由巡回护士与洗手护士一对一打开无菌敷料、无菌物品。

(4)洗手护士按照器械卡片将无菌器械台面按器械物品使用顺序、频率、分类进行摆放,方便拿取物品。

2. 铺单

(1)方巾 1/3 折置于臀下。

(2)套腿套。

(3)4 块治疗巾菱形铺置。

(4)铺腹口 S 形折叠于耻骨联合处。

(5)两中单对折铺腿架。

(6)切口上铺一中单。

(7)对角铺中单从头侧至对侧脚方向(同法铺对侧)。

3. 物品清点

(1)分别在手术开始前、关闭体腔前、关闭体腔后、缝合皮肤后 4 个时刻,巡回护士与洗手护士对手术台上的所有物品清点 2 遍,准确记录。

(2)清点纱布、纱单时,要完全展开,确认纱布和钡线是否完整。

(3)清点棉球时,将药杯里的棉球全部取出,依次摆开清点,并与巡回护士共同确认药杯已空,再将棉球依次放回药杯内。

(4)注意器械的完整性:注意扣克钳的齿和镊子齿是否完整,开胸器的螺丝是否完整;缝针的针鼻儿是否完整。

(5)术中增加的物品,两人核对后及时记录。

(五)第一次手术安全核查

麻醉开始前,由手术医生主持,麻醉师、巡回护士按照《手术安全核查表》共同进行"三方"核查,医生看病历,麻醉师看医生工作站,巡回护士查看患者腕带,共同核对患者身份信息、手术方式、知情同意书、手术部位与标识,皮肤是否完整,术野皮肤准备情况,并查看影像资料、麻醉前物品准备情况等,核查无误后医生签字。

三、术中配合

(一)麻醉方法:全麻

麻醉过程中,手术室人员需陪同在患者身边,防止患者发生坠床。

(二)第二次手术安全核查

手术开始前,由麻醉师主持,手术医生、巡回护士共同进行第二次"三方"核查,再次核对患者身份信息、手术部位与标识等,无误后麻醉师签字;手术物品准备情况的核查由手术室护士执行并向手术医生和麻醉医生报告。

(三)手术步骤及配合要点

宫颈锥形切除的手术步骤及配合要点见表 11-1。

表 11-1　宫颈锥形切除的手术步骤及配合要点

手术步骤	手术护理配合	注意事项
1. 消毒及铺巾	1. 消毒范围:耻骨联合、肛周周围及臀,大腿上 1/3 内侧并消毒阴道; 2. 递消毒钳夹消毒垫蘸 2% 碘伏 3 遍消毒手术区域皮肤; 3. 铺单	消毒的范围、顺序合格
2. 暴露术野	阴道拉钩暴露宫颈,以复方碘溶液涂整个宫颈,明确病灶范围。用鼠齿钳夹宫颈部,并轻轻向下牵引。金属导尿管插入膀胱,以测定膀胱底下缘的境界	/
3. 切除病灶	子宫颈病灶外 0.3~0.5cm 处,用手术刀以垂直方向做一环形切口,向内倾斜 30°~40°,逐渐向宫颈深部做锥形切除。注意锥尖朝向宫颈内口,方向不得偏斜,使颈管组织完整地呈锥形切下。一般锥形底宽 2~3cm,锥高 2.5cm 左右。但不应超过子宫颈内口	妥善保存标本
4. 缝合	宫颈成形缝合,1/0 可吸收线缝扎,用纱布填塞局部,24 小时后取出	/
5. 术后清点	同巡回老师核对器械卡片,清点器械并登记无误,加喷保湿剂,包好放于污器械间	器械上不能有明显血迹

四、术后

(一)第三次手术安全核查

患者离开手术室前,由巡回护士主持,手术医生、麻醉师共同进行第三次"三方"核查,包括患者身份信息、实际手术方式,确认手术标本,物品清点结果,检查皮肤完整性、动静脉通路、引流管,确认患者去向等内容,无误后巡回护士签字。

(二)送患者至麻醉复苏室

安置患者胃管、尿管,去除监护线,保护静脉,将患者病号服反穿保护颈部,加盖棉被,将患者从手术床移至对接车,与麻醉师一起送至麻醉复苏室,交由麻醉护士看管。

(三)送患者回病房

1. 搬运患者时应注意患者的适宜体位及保暖。

2. 转运过程中,保持液路及各种引流管的通畅,防止脱落,严密观察患者病情变化。

3. 手术医生、麻醉医生及手术室护士带齐患者物品,并约束好患者,共同将患者安全、稳妥地送回病房,与病房护士交接患者生命体征、皮肤、引流、输血输液(麻醉师交代)等情况,经病房护士核对正确后,与手术室护士在《手术患者交接记录单》上双签字;与家属交接患者衣物等。

(四)手术病理标本管理

1. 手术中的各种标本要妥善保管,定点放置专用容器内,不得遗失。

2. 手术医生填写《病理申请单》,巡回护士填写标本存放袋,要求字迹清晰,传染标本要注明标识。

3. 手术标本要求洗手护士、手术医生、巡回护士共同核对后,手术医生在标本袋上签字确认,不可代签。

4. 洗手护士将标本放入标本箱内和《病理申请单》到指定地方固定标本,用10％中性甲醛缓冲液,固定液的量不少于病理标本体积的3～5倍,并确保标本全部置于固定液之中。

5. 洗手护士与护工共同核对标本信息,无误后双签字,将标本及《病理申请单》放到标本柜里。

6. 巡回护士在手术室交班本上填写有无标本。

(五)手术后访视

1. 向患者或家属自我介绍。

2. 询问患者及家属:对手术室工作是否满意? 有什么意见建议?

第十二章

经宫腔镜子宫肌瘤剔除手术护理常规

一、适应证

1. 黏膜下肌瘤。
2. 肌壁间肌瘤。
3. 浆膜下肌瘤。

二、术前准备

(一)术前访视

1. 由巡回护士于手术前一日落实。

2. 巡回护士持《手术室护理记录单》、《手术室压疮风险评估单》和《手术室术前健康宣教单》到病区护士站查阅病历,了解患者的一般情况(重点生命体征),病史,术前诊断,拟定手术名称,手术部位,手术体位,麻醉方式,既往手术史,药物过敏史,手术前医院感染检查项目结果,重要脏器的功能状态,血常规项目等。

3. 巡回护士到病房访视患者

(1)自我介绍、说明访视目的,告知手术时会陪伴患者,让患者消除紧张、恐惧心理,态度和蔼。

(2)询问患者有无过敏史,包括药物和食物、酒精碘酒、麻醉药品等;有无活动义齿及隐形眼镜;有无假肢、金属植入物、心脏起搏器等;是否月经期。

(3)查看患者的血管情况;评估需要穿刺的部位,确定是否需要做深静脉穿刺。

(4)进行压疮风险评估,评分在 9 分及以上者告知其压疮风险因素及采取的措施,并请患者或家属签字。

(5)不化妆,不涂口红;如果指甲上涂有颜色(红、黑、蓝等),请清除,否则影响指脉氧监测数据,影响手术。

(6)告知患者遵医嘱禁食水;明日手术室会有平车接送,请提前排空大小便,穿好病

号服,将贵重物品交于家人保管。

(7)询问患者有无其他手术护理相关疑问并给予解释。

(8)发放《术前健康宣教单》。

(二)接患者至手术床

1. 由手术室护士于手术当日推平车(或轮椅)到病房接患者。

2. 手术室护士持《手术患者交接记录单》,病区护士持患者病历与患者共同查看"腕带"进行身份确认,询问是否禁食水,有无发热,贵重物品交于家属。手术室护士与病区护士共同查看皮肤清洁情况、有无手术部位标识,患者皮肤的完整性;交接有无术中用药,检查并携带影像资料、病历等,并在《手术患者交接记录单》上签字,为患者佩戴手术间号码牌后送往手术等待室;转运途中,平车固定护栏,保证患者安全,并注意保暖。

3. 巡回护士、器械护士在等待室接患者,问候安慰患者,介绍自己将陪伴患者手术,再次核对患者病历、腕带进行身份确认。

4. 准备室护士或巡回护士建立静脉通路(一般用 20 号静脉留置针)。贴膜固定,标记留置时间。接至手术间并安全平移到手术床上。

5. 有术前用药(抗生素)者,核对皮试结果、身份信息无误后及时输注,开皮前 30 分钟至 1 小时输注完毕。

(三)巡回护士术前准备

1. 物品准备

(1)一次性物品:电刀套×2、吸引器管、腹腔镜管、输血器、加压袋、纱布、导尿包。

(2)无菌器械、敷料包:盆、锥切包(图 12－1)、中单×2、腹口、手术衣。

(3)高值物品:防粘连材料。

(4)仪器设备:电刀、吸引器、腹腔镜(包括气腹机、成像系统、光纤)。

2. 留置尿管

(1)患者仰卧位,双腿屈曲外展。

(2)护士站在患者的右侧,打开导尿包第一层取出清洁包。清洁会阴部皮肤。打开导尿包内层,铺无菌区,第二次消毒。连接接尿袋,用镊子夹取液状石蜡棉球,润滑导尿管,置入需要的长度,见尿液时注射器注入水 10～15ml(防止尿道损伤),整理用物。

3. 摆放手术体位　采取截石位(图 12－2)。

(1)安置体位前核对手术患者信息及手术部位。

(2)固定腿架,并在腿架上平铺体位垫或防压疮软垫,备好约束带。

(3)患者仰卧褪去裤子,穿上腿套,向下平移患者,使臀部尽量靠近手术台腿板下折床缘,臀下垫软垫,取下或摇下手术床尾。

(4)双腿放于支腿架上屈膝呈 90°。调节腿架的高度两腿外展呈夹角 90°,保持腘窝不受压并约束固定双腿。

(5)固定双手将手术床调至头低脚高位约 15°。

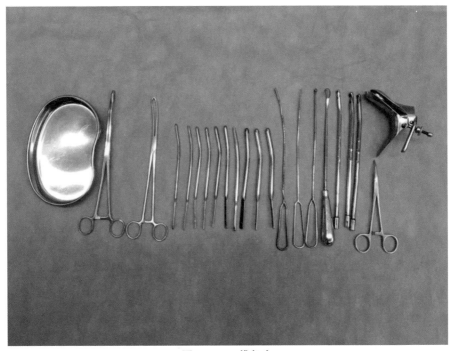

图 12 - 1　锥切包

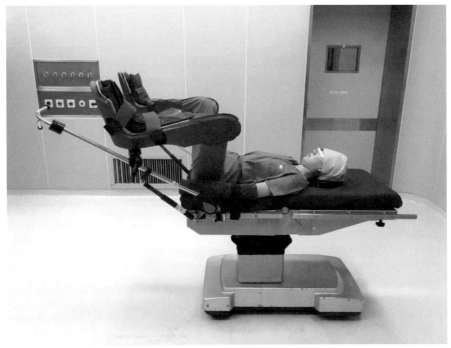

图 12 - 2　截石位

(四)器械护士术前准备

1. 摆台

(1)选择近手术区较宽敞区域铺置无菌器械台。

(2)将无菌包放置于器械车中央,检查无菌包名称、灭菌日期和包外化学指示物,包装是否完整、干燥,有无破损。

(3)打开无菌包的外层包布后,洗手护士进行外科手消毒,由巡回护士用无菌持物钳打开内层无菌单;顺序为先打开近侧,检查包内灭菌化学指示物合格后再走到对侧打开对侧,四周无菌单垂于车缘下30cm以上,并保证无菌单下缘在回风口以上。协助洗手护士穿无菌手术衣、戴无菌手套。再由巡回护士与洗手护士一对一打开无菌敷料、无菌物品。

(4)洗手护士按照器械卡片将无菌器械台面按器械物品使用顺序、频率、分类进行摆放,方便拿取物品。

2. 铺单

(1)方巾1/3折置臀下。

(2)套腿套。

(3)4块治疗巾菱形铺置。

(4)铺腹口S形折叠于耻骨联合处。

(5)两中单对折铺腿架。

(6)切口上铺一中单。

(7)对角铺中单从头侧至对侧脚方向(同法铺对侧)。

3. 物品清点

(1)分别在手术开始前、关闭体腔前、关闭体腔后、缝合皮肤后四个时刻,巡回护士与洗手护士对手术台上的所有物品清点两遍,准确记录。

(2)清点纱布、纱单时,要完全展开,确认纱布和钡线是否完整。

(3)清点棉球时,将药杯里的棉球全部取出,依次摆开清点,并与巡回护士共同确认药杯已空,再将棉球依次放回药杯内。

(4)注意器械的完整性:注意扣克钳的齿和镊子齿是否完整,开胸器的螺丝是否完整;缝针的针鼻儿是否完整。

(5)术中增加的物品,两人核对后及时记录。

(五)第一次手术安全核查

麻醉开始前,由手术医生主持,麻醉师、巡回护士按照《手术安全核查表》共同进行"三方"核查,医生看病历,麻醉师看医生工作站,巡回护士查看患者腕带,共同核对患者身份信息、手术方式、知情同意书、手术部位与标识,皮肤是否完整,术野皮肤准备情况,并查看影像资料、麻醉前物品准备情况等,核查无误后医生签字。

三、术中配合

(一)麻醉方法:全麻

麻醉过程中,手术室人员需陪同在患者身边,防止患者发生坠床。

(二)第二次手术安全核查

手术开始前,由麻醉师主持,手术医生、巡回护士共同进行第二次"三方"核查,再次核对患者身份信息、手术部位与标识等,无误后麻醉师签字;手术物品准备情况的核查由手术室护士执行并向手术医生和麻醉医生报告。

(三)手术步骤及配合要点

经宫腔镜子宫肌瘤剔除的手术步骤及配合要点见表12-1。

表 12-1　经宫腔镜子宫肌瘤剔除的手术步骤及配合要点

手术步骤	手术护理配合	注意事项
1. 消毒及铺巾	1. 消毒范围:耻骨联合、肛周周围及臀,大腿上 1/3 内侧; 2. 递消毒钳夹消毒垫蘸 2% 碘伏 3 遍消毒手术区域皮肤; 3. 铺单	消毒的范围、顺序合格
2. 切割宫底	切除子宫内膜按一定的程序进行,首先用垂直电切环切割宫底部,此处最难切,又易穿孔,因此必须小心	/
3. 切割环切割	1. 处理完宫底,即用90°切割环,先将电切环推出镜鞘伸至远处,然后按切除深浅或长短距离要求,由远及近地作平行方向切割,先行带鞘回拉顺行切除,然后缓慢放松手柄弹簧,电切环移入镜鞘内,再放开踏脚,将组织完全切割下来。对于初学者,切割环的移动限制在 2.5cm 以内,自 9 点开始逆时针方向系统切割子宫内膜,首先切净上 1/3,之后中 1/3,如做全部子宫膜切除,则切除下 1/3 直至宫颈管。技术十分娴熟时,亦可用带鞘回拉法顺行切割,即通过移动电切镜增加切割的长度,自宫底部开始到子宫峡部,每次将切除的组织条立即带出。 2. 切除的深度取决于子宫内膜的厚度,目的是切至内膜下 2~3mm 的浅肌层,此深度足以切净除扩展极深者外的全层子宫内膜,又不至切到较大的血管。将切除的子宫内膜肌条送作组织病理学检查	/

手术步骤	手术护理配合	注意事项
4. 检查	1. 宫腔排空后,放回电切镜,加大宫内压,检查盲区和盲点有无残留内膜,降低宫内压,有无大的出血点,前者需切除,后者用切割环或滚球电极电凝。	/
	2. 全部切除包括全部宫腔和上端宫颈管。部分切除是宫腔上 2/3 全层厚度内膜的切除,留下未处理的内膜边缘,宽度近 1cm,位于子宫峡部。常规行部分切除者如宫腔内还有功能性内膜,则可继发宫腔积血,临床所见积血多在底部,而非峡部。因此,除希望术后仍有月经外,无必要行部分切除。	/
	3. TCRE 手术时切割环的高频电热作用,切割后的子宫内壁受热脱水,皱缩,子宫内壁由线状强回声变为3~4mm 宽的强回声光带,当切割深度达肌层时,在切割后 15~40 分钟,强回声光带逐渐消失。功能失调性子宫出血的患者,当切割深度仅限于黏膜层时,形成的强回声光带迅速消失。术中观察强回声光带是否完整是防止漏切的重要指征。观察强回声光带的持续时间是提示切割深度的超声指征。密切监视切割器的位置,防止电切环紧顶或穿出宫壁。当强回声光带的外缘达肌层深部时,提示术者停止局部切割,可有效地预防子宫穿孔	/
5. 术后清点	同巡回老师核对器械卡片,清点器械并登记无误,加喷保湿剂,包好放于污器械间	器械上不能有明显血迹

四、术后

(一)第三次手术安全核查

患者离开手术室前,由巡回护士主持,手术医生、麻醉师共同进行第三次"三方"核查,包括患者身份信息、实际手术方式,确认手术标本,物品清点结果,检查皮肤完整性、动静脉通路、引流管,确认患者去向等内容,无误后巡回护士签字。

(二)送患者至麻醉复苏室

安置患者胃管、尿管,去除监护线,保护静脉,将患者病号服反穿保护颈部,加盖棉被,将患者从手术床移至对接车,与麻醉师一起送至麻醉复苏室,交由麻醉护士看管。

(三)送患者回病房

1. 搬运患者时应注意患者的适宜体位及保暖。

2. 转运过程中,保持液路及各种引流管的通畅,防止脱落,严密观察患者病情变化。

3. 手术医生、麻醉医生及手术室护士带齐患者物品,并约束好患者,共同将患者安全、稳妥地送回病房,与病房护士交接患者生命体征、皮肤、引流、输血输液(麻醉师交代)等情况,经病房护士核对正确后,与手术室护士在《手术患者交接记录单》上双签字;与家属交接患者衣物等。

(四)手术病理标本管理

1. 手术中的各种标本要妥善保管,定点放置专用容器内,不得遗失。

2. 手术医生填写《病理申请单》,巡回护士填写标本存放袋,要求字迹清晰,传染标本要注明标识。

3. 手术标本要求洗手护士、手术医生、巡回护士共同核对后,手术医生在标本袋上签字确认,不可代签。

4. 洗手护士将标本放入标本箱内和《病理申请单》到指定地方固定标本,用10%中性甲醛缓冲液,固定液的量不少于病理标本体积的3~5倍,并确保标本全部置于固定液之中。

5. 洗手护士与护工共同核对标本信息,无误后双签字,将标本及《病理申请单》放到标本柜里。

6. 巡回护士在手术室交班本上填写有无标本。

(五)手术后访视

1. 向患者或家属自我介绍。

2. 询问患者及家属:对手术室工作是否满意? 有什么意见建议?

第十三章
广泛性全子宫切除手术＋盆腔淋巴结清扫手术护理常规

一、适应证

1. 宫颈癌Ⅰb～Ⅱa期(包括合并妊娠或产后)。
2. Ⅰa期中有脉管浸润及融合性浸润者。

二、术前准备

(一)术前访视

1. 由巡回护士于手术前一日落实。

2. 巡回护士持《手术室护理记录单》、《手术室压疮风险评估单》和《手术室术前健康宣教单》到病区护士站查阅病历,了解患者的一般情况(重点生命体征),病史,术前诊断,拟定手术名称,手术部位,手术体位,麻醉方式,既往手术史,药物过敏史,手术前医院感染检查项目结果,重要脏器的功能状态,血常规项目等。

3. 巡回护士到病房访视患者

(1)自我介绍、说明访视目的,告知手术时会陪伴患者,让患者消除紧张、恐惧心理,态度和蔼。

(2)询问患者有无过敏史,包括药物和食物、酒精碘酒、麻醉药品等;有无活动义齿及隐形眼镜;有无假肢、金属植入物、心脏起搏器等;是否月经期。

(3)查看患者的血管情况;评估需要穿刺的部位,确定是否需要做深静脉穿刺。

(4)进行压疮风险评估,评分在9分及以上者告知其压疮风险因素及采取的措施,并请患者或家属签字。

(5)不化妆,不涂口红;如果指甲上涂有颜色(红、黑、蓝等),请清除,否则影响指脉氧监测数据,影响手术。

(6)告知患者遵医嘱禁食水;明日手术室会有平车接送,请提前排空大小便,穿好病号服,将贵重物品交于家人保管。

（7）询问患者有无其他手术护理相关疑问并给予解释。

（8）发放《术前健康宣教单》。

（二）接患者至手术床

1. 由手术室护士于手术当日推平车（或轮椅）到病房接患者。

2. 手术室护士持《手术患者交接记录单》，病区护士持患者病历与患者共同查看"腕带"进行身份确认，询问是否禁食水，有无发热，贵重物品交于家属。手术室护士与病区护士共同查看皮肤清洁情况、有无手术部位标识，患者皮肤的完整性；交接有无术中用药，检查并携带影像资料、病历等，并在《手术患者交接记录单》上签字，为患者佩戴手术间号码牌后送往手术等待室；转运途中，平车固定护栏，保证患者安全，并注意保暖。

3. 巡回护士、器械护士在等待室接患者，问候安慰患者，介绍自己将陪伴患者手术，再次核对患者病历、腕带进行身份确认。

4. 准备室护士或巡回护士建立静脉通路（一般用 20 号静脉留置针）。贴膜固定，标记留置时间。接至手术间并安全平移到手术床上。

5. 有术前用药（抗生素）者，核对皮试结果、身份信息无误后及时输注，开皮前 30 分钟至 1 小时输注完毕。

（三）巡回护士术前准备

1. 物品准备

（1）一次性物品：长电刀套、吸引器管、吸引器头、钡线纱布、纱单、导尿包、灯把套。

（2）无菌器械、敷料包：盆、子宫包（图 13 - 1）、盆腔备件（图 13 - 2）、中单、腹口、手术衣。

（3）高值物品：2 - 0 倒刺线、止血材料、防粘连材料、压疮贴、0♯和 1♯可吸收线。

（4）仪器设备：电刀、吸引器。

2. 留置尿管

（1）患者仰卧位，双腿屈曲外展。

（2）护士站在患者的右侧，打开导尿包第一层取出清洁包。清洁会阴部皮肤。打开导尿包内层，铺无菌区，第二次消毒。连接接尿袋，用镊子夹取液状石蜡棉球，润滑导尿管，置入需要的长度，见尿液时注射器注入水 10～15ml（防止尿道损伤），整理用物。

3. 摆放手术体位　采取平卧位（图 13 - 3）。

（1）患者仰卧于手术台上，戴手术帽（避免头发外露），头下垫薄软枕。

（2）必要时将臀部稍抬高。

（3）双手自然放于身体两侧，中单固定或按需要将手臂外展固定于托手板上，双下肢伸直，双腘窝下垫软垫，约束带固定膝部。

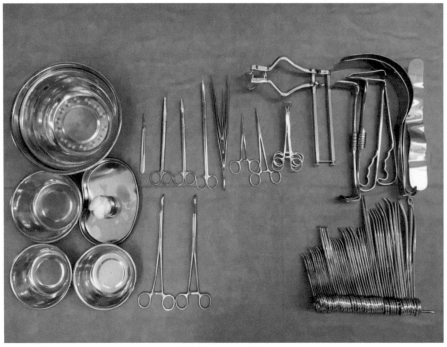

图 13 - 1 子宫包

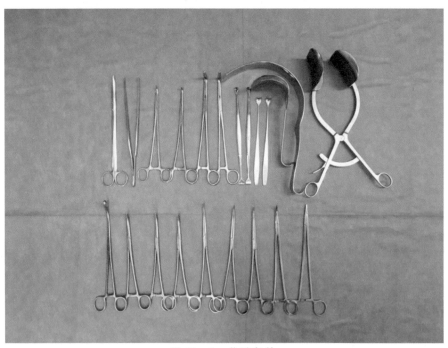

图 13 - 2 盆腔备件

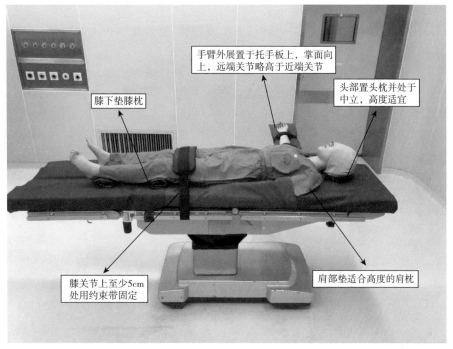

手臂外展置于托手板上，掌面向上，远端关节略高于近端关节

膝下垫膝枕

头部置头枕并处于中立，高度适宜

膝关节上至少5cm处用约束带固定

肩部垫适合高度的肩枕

图 13-3 平卧位

(四)器械护士术前准备

1. 摆台

(1)选择近手术区较宽敞区域铺置无菌器械台。

(2)将无菌包放置于器械车中央,检查无菌包名称、灭菌日期和包外化学指示物,包装是否完整、干燥,有无破损。

(3)打开无菌包的外层包布后,洗手护士进行外科手消毒,由巡回护士用无菌持物钳打开内层无菌单;顺序为先打开近侧,检查包内灭菌化学指示物合格后再走到对侧打开对侧,四周无菌单垂于车缘下 30cm 以上,并保证无菌单下缘在回风口以上。协助洗手护士穿无菌手术衣、戴无菌手套。再由巡回护士与洗手护士一对一打开无菌敷料、无菌物品。

(4)洗手护士按照器械卡片将无菌器械台面按器械物品使用顺序、频率、分类进行摆放,方便拿取物品。

2. 铺单

(1)铺巾者站在患者右侧,4 块小治疗巾 1/3 折,先铺会阴部,再对侧,再上部,再近侧。

(2)铺巾者穿好手术衣戴好手套后再和洗手护士一起铺好手术大洞巾。

(3)器械护士将托盘巾两层铺至托盘上。

(4)中单 3 块,铺巾者和器械护士一起,先铺切口上部将患者胸腹部覆盖,再铺切口下部将患者下肢覆盖,最后再铺下肢连托盘一起覆盖。

3. 物品清点

(1)分别在手术开始前、关闭体腔前、关闭体腔后、缝合皮肤后 4 个时刻,巡回护士与洗手护士对手术台上的所有物品清点 2 遍,准确记录。

(2)清点纱布、纱单时,要完全展开,确认纱布和钡线是否完整。

(3)清点棉球时,将药杯里的棉球全部取出,依次摆开清点,并与巡回护士共同确认药杯已空,再将棉球依次放回药杯内。

(4)注意器械的完整性:注意扣克钳的齿和镊子齿是否完整,开胸器的螺丝是否完整,缝针的针鼻儿是否完整。

(5)术中增加的物品,两人核对后及时记录。

(五)第一次手术安全核查

麻醉开始前,由手术医生主持,麻醉师、巡回护士按照《手术安全核查表》共同进行"三方"核查,医生看病历,麻醉师看医生工作站,巡回护士查看患者腕带,共同核对患者身份信息、手术方式、知情同意书、手术部位与标识,皮肤是否完整,术野皮肤准备情况,并查看影像资料、麻醉前物品准备情况等,核查无误后医生签字。

三、术中配合

(一)麻醉方法:全麻

麻醉过程中,手术室人员需陪同在患者身边,防止患者发生坠床。

(二)第二次手术安全核查

手术开始前,由麻醉师主持,手术医生、巡回护士共同进行第二次"三方"核查,再次核对患者身份信息、手术部位与标识等,无误后麻醉师签字;手术物品准备情况的核查由手术室护士执行并向手术医生和麻醉医生报告。

(三)手术步骤及配合要点

广泛性全子宫切除手术+盆腔淋巴结清扫的手术步骤及配合要点见表 13-1。

表 13-1　广泛性全子宫切除手术+盆腔淋巴结清扫的手术步骤及配合要点

手术步骤	手术护理配合	注意事项
1. 消毒及铺巾	1. 消毒范围:上至剑突,下至大腿上 1/3,两侧至腋中线; 2. 递消毒钳夹消毒垫蘸 2% 碘酒一遍,75% 乙醇 2 遍消毒手术区域皮肤; 3. 铺单	1. 消毒的范围、顺序合格; 2. 碘酒、乙醇待干; 3. 按照二(四)2 要求铺单

手术步骤	手术护理配合	注意事项
2. 切开	选取下腹部纵切口经左绕脐向上延长切口约 4cm，逐层切开腹部皮肤、皮下组织、筋膜、腹直肌前鞘，游离腹直肌，切开腹膜，用 4 号丝线缝吊腹膜 3 针	1. 切皮肤的刀片卸下放置污染区； 2. 将开皮纱布放置污染区
3. 探查	洗手探查：肝、脾、胃、肠、腹膜、网膜未触及结节，主动脉旁淋巴结无明显肿大，双肾及周围组织无异常。子宫正常大小，宫旁组织无增厚。双侧附件外观正常	/
4. 离断圆韧带	用纱垫排开肠管，用两把止血钳夹双侧宫角部，牵提子宫。上腹腔自动拉钩。在右侧圆韧带外 1/3 处钳夹切断，7 号丝线缝扎。同法处理左侧圆韧带	/
5. 结扎动静脉	提起右侧圆韧带近端及附件，使骨盆漏斗韧带伸展。剪开上方的腹膜及分离阔韧带后叶，显露出卵巢动、静脉，钳夹切断卵巢动静脉，7 号丝线高位双重结扎。提起圆韧带近端，沿子宫旁剪开阔韧带前叶腹膜，分离并横行剪开膀胱子宫反折腹膜，下推膀胱达宫颈外口水平。于骨盆漏斗韧带断端处向同侧髂总动脉方向剪开后腹膜。于左侧漏斗韧带下缘横行剪开阔韧带前、后叶腹膜，再向下分别剪开前后腹膜，下推膀胱方法同左侧	/
6. 暴露、清扫	于右侧剪开的后腹膜边缘丝线缝两针作牵引，显露出后腹膜的腰大肌、髂血管及输尿管，沿输尿管行径游离周围组织。拉钩拉开上侧腹膜及外侧腹壁，暴露手术野。决定行盆腔淋巴结清扫术	/
7. 游离	分离腰大肌上的脂肪结缔组织，显露其上的生殖股神经。自上而下钝性＋锐性清除右侧髂总和髂外动脉前及其周围的淋巴脂肪组织。继续游离髂外静脉前面的淋巴脂肪组织，并向外牵拉，显露出髂内动脉，分离其间的淋巴脂肪组织。于髂血管的最下端分离腹股沟深淋巴结，远端达旋髂静脉交叉处	/

(续表)

手术步骤	手术护理配合	注意事项
8. 分离、结扎、切除	1. 将膀胱向内侧拉开,拉钩拉开髂外静脉,进入闭孔窝,分离出闭孔神经。在闭孔神经上方,自下而上分离闭孔窝淋巴脂肪组织	/
	2. 同法清扫左侧盆腔淋巴结	/
	3. 于宫颈外口水平下 1.5cm 处剪开后腹膜。钝性＋锐性分离阴道后壁与直肠前壁之间的疏松结缔组织,使直肠离开阴道	/
	4. 在宫骶韧带与输尿管间用手指分离直肠侧窝。于距子宫约 3cm 处钳夹切断右侧宫骶韧带,7 号丝线缝扎。同法处理左侧宫骶韧带	/
	5. 沿右侧输尿管行径,打开"输尿管隧道",继续游离输尿管至膀胱角入口处。拉钩拉开输尿管。分离右侧膀胱侧窝	/
	6. 于宫旁 2cm 处钳夹右侧子宫血管、切断,7 号丝线缝扎。于子宫外侧 3cm 处钳夹切断右侧主韧带,7 号丝线缝扎。同法处理左侧子宫血管及宫旁组织	/
	7. 拉开输尿管,于宫颈外口水平下方继续游离膀胱阴道间隙,游离阴道壁长 3～4cm	/
	8. 用梅氏钳钳夹阴道壁,切除 3～4cm 阴道壁组织	/
9. 引流	腹壁或经阴道放置引流管	/
10. 冲洗、缝合	生理盐水冲洗腹腔,间断缝合左右两侧前后腹膜后数针	/
11. 止血、清点、关腹	旁观后壁创面有数处渗血点,予缝扎止血。清点器械敷料对数、手术野无明显出血点后关腹。术毕	/
12. 协助医生覆盖伤口	递乙醇棉球消毒切口,递伤口敷料贴	/
13. 术后清点	同巡回老师核对器械卡片,清点器械并登记无误,加喷保湿剂,包好放于污器械间	器械上不能有明显血迹

四、术后

(一)第三次手术安全核查

患者离开手术室前,由巡回护士主持,手术医生、麻醉师共同进行第三次"三方"核查,包括患者身份信息、实际手术方式,确认手术标本,物品清点结果,检查皮肤完整性、动静脉通路、引流管,确认患者去向等内容,无误后巡回护士签字。

(二)送患者至麻醉复苏室

安置患者胃管、尿管,去除监护线,保护静脉,将患者病号服反穿保护颈部,加盖棉被,将患者从手术床移至对接车,与麻醉师一起送至麻醉复苏室,交由麻醉护士看管。

(三)送患者回病房

1. 搬运患者时应注意患者的适宜体位及保暖。
2. 转运过程中,保持液路及各种引流管的通畅,防止脱落,严密观察患者病情变化。
3. 手术医生、麻醉医生及手术室护士带齐患者物品,并约束好患者,共同将患者安全、稳妥地送回病房,与病房护士交接患者生命体征、皮肤、引流、输血输液(麻醉师交代)等情况,经病房护士核对正确后,与手术室护士在《手术患者交接记录单》上双签字;与家属交接患者衣物等。

(四)手术病理标本管理

1. 手术中的各种标本要妥善保管,定点放置专用容器内,不得遗失。
2. 手术医生填写《病理申请单》,巡回护士填写标本存放袋,要求字迹清晰,传染标本要注明标识。
3. 手术标本要求洗手护士、手术医生、巡回护士共同核对后,手术医生在标本袋上签字确认,不可代签。
4. 洗手护士将标本放入标本箱内和《病理申请单》到指定地方固定标本,用 10% 中性甲醛缓冲液,固定液的量不少于病理标本体积的 3～5 倍,并确保标本全部置于固定液之中。
5. 洗手护士与护工共同核对标本信息,无误后双签字,将标本及《病理申请单》放到标本柜里。
6. 巡回护士在手术室交班本上填写有无标本。

(五)手术后访视

1. 向患者或家属自我介绍。
2. 询问患者及家属:对手术室工作是否满意? 有什么意见建议?

第十四章

腹腔镜下卵巢囊肿剔除手术护理常规

一、适应证

1. 病理类型:除卵巢恶性肿瘤以外的所有类型,常见的有单纯性囊肿、滤泡囊肿、系膜囊肿、内膜异位囊肿、畸胎瘤、上皮性囊腺瘤等。

2. 卵巢囊肿不宜太大,直径＜15cm 者,畸胎瘤则＜8cm。

3. 妇科检查囊肿孤立,囊肿蒂较长,活动度好,无粘连者。

二、术前准备

(一)术前访视

1. 由巡回护士于手术前一日落实。

2. 巡回护士持《手术室护理记录单》、《手术室压疮风险评估单》和《手术室术前健康宣教单》到病区护士站查阅病历,了解患者的一般情况(重点生命体征),病史,术前诊断,拟定手术名称,手术部位,手术体位,麻醉方式,既往手术史,药物过敏史,手术前医院感染检查项目结果,重要脏器的功能状态,血常规项目等。

3. 巡回护士到病房访视患者

(1)自我介绍、说明访视目的,告知手术时会陪伴患者,让患者消除紧张、恐惧心理,态度和蔼。

(2)询问患者有无过敏史,包括药物和食物、酒精碘酒、麻醉药品等;有无活动义齿及隐形眼镜;有无假肢、金属植入物、心脏起搏器等;是否月经期。

(3)查看患者的血管情况;评估需要穿刺的部位,确定是否需要做深静脉穿刺。

(4)进行压疮风险评估,评分在 9 分及以上者告知其压疮风险因素及采取的措施,并请患者或家属签字。

(5)不化妆,不涂口红;如果指甲上涂有颜色(红、黑、蓝等),请清除,否则影响指脉氧监测数据,影响手术。

（6）告知患者遵医嘱禁食水；明日手术室会有平车接送，请提前排空大小便，穿好病号服，将贵重物品交于家人保管。

（7）询问患者有无其他手术护理相关疑问并给予解释。

（8）发放《术前健康宣教单》。

（二）接患者至手术床

1. 由手术室护士于手术当日推平车（或轮椅）到病房接患者。

2. 手术室护士持《手术患者交接记录单》，病区护士持患者病历与患者共同查看"腕带"进行身份确认，询问是否禁食水，有无发热，贵重物品交于家属。手术室护士与病区护士共同查看皮肤清洁情况、有无手术部位标识，患者皮肤的完整性；交接有无术中用药，检查并携带影像资料、病历等，并在《手术患者交接记录单》上签字，为患者佩戴手术间号码牌后送往手术等待室；转运途中，平车固定护栏，保证患者安全，并注意保暖。

3. 巡回护士、器械护士在等待室接患者，问候安慰患者，介绍自己将陪伴患者手术，再次核对患者病历、腕带进行身份确认。

4. 准备室护士或巡回护士建立静脉通路（一般用 20 号静脉留置针）。贴膜固定，标记留置时间。接至手术间并安全平移到手术床上。

5. 有术前用药（抗生素）者，核对皮试结果、身份信息无误后及时输注，开皮前 30 分钟至 1 小时输注完毕。

（三）巡回护士术前准备

1. 物品准备

（1）一次性物品：电刀套×2、吸引器管、腹腔镜管、输血器、加压袋、12×20 卡别针、纱布、导尿包。

（2）无菌器械、敷料包：盆、腔镜卵巢包（图 14-1）、中单×2、腹口、手术衣。

（3）高值物品：穿刺器、止血材料、防粘连材料、压疮贴、2-0 吸收线。

（4）仪器设备：电刀、吸引器、腹腔镜（包括气腹机、成像系统、光纤）。

2. 留置尿管

（1）患者仰卧位，双腿屈曲外展。

（2）护士站在患者的右侧，打开导尿包第一层取出清洁包。清洁会阴部皮肤。打开导尿包内层，铺无菌区，第二次消毒。连接接尿袋，用镊子夹取液状石蜡棉球，润滑导尿管，置入需要的长度，见尿液时注射器注入水 10～15ml（防止尿道损伤），整理用物。

3. 摆放手术体位　采取头低脚高平卧位（图 14-2）。

（1）患者仰卧于手术台上，戴手术帽（避免头发外露），头下垫薄软枕。

（2）必要时将臀部稍抬高。

（3）双手自然放于身体两侧，中单固定或按需要将手臂外展固定于托手板上，双下肢伸直，双腘窝下垫软垫，约束带固定膝部。

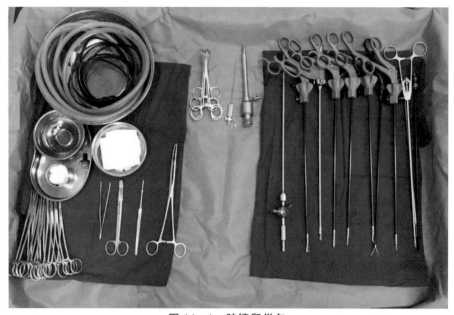

图 14-1 腔镜卵巢包

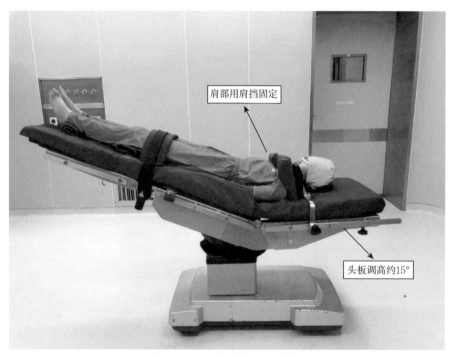

图 14-2 头低脚高平卧位

(四)器械护士术前准备

1. 摆台

(1)选择近手术区较宽敞区域铺置无菌器械台。

（2）将无菌包放置于器械车中央，检查无菌包名称、灭菌日期和包外化学指示物，包装是否完整、干燥，有无破损。

（3）打开无菌包的外层包布后，洗手护士进行外科手消毒，由巡回护士用无菌持物钳打开内层无菌单；顺序为先打开近侧，检查包内灭菌化学指示物合格后再走到对侧打开对侧，四周无菌单垂于车缘下 30cm 以上，并保证无菌单下缘在回风口以上。协助洗手护士穿无菌手术衣、戴无菌手套。再由巡回护士与洗手护士一对一打开无菌敷料、无菌物品。

（4）洗手护士按照器械卡片将无菌器械台面按器械物品使用顺序、频率、分类进行摆放，方便拿取物品。

2．铺单

（1）铺巾者站在患者右侧，4 块 1/3 折小治疗巾，顺序为会阴部—对侧—头侧—近侧。

（2）铺巾者穿好手术衣戴好手套后再和洗手护士一起铺手术大洞巾。

（3）器械护士将托盘巾两层铺至托盘上。

（4）铺中单，顺序为切口上缘—切口下缘—下肢及托盘。

3．物品清点

（1）分别在手术开始前、关闭体腔前、关闭体腔后、缝合皮肤后 4 个时刻，巡回护士与洗手护士对手术台上的所有物品清点两遍，准确记录。

（2）清点纱布、纱单时，要完全展开，确认纱布和钡线是否完整。

（3）清点棉球时，将药杯里的棉球全部取出，依次摆开清点，并与巡回护士共同确认药杯已空，再将棉球依次放回药杯内。

（4）注意器械的完整性：注意扣克钳的齿和镊子齿是否完整，开胸器的螺丝是否完整，缝针的针鼻儿是否完整。

（5）术中增加的物品，两人核对后及时记录。

（五）第一次手术安全核查

麻醉开始前，由手术医生主持，麻醉师、巡回护士按照《手术安全核查表》共同进行"三方"核查，医生看病历，麻醉师看医生工作站，巡回护士查看患者腕带，共同核对患者身份信息、手术方式、知情同意书、手术部位与标识，皮肤是否完整，术野皮肤准备情况，并查看影像资料、麻醉前物品准备情况等，核查无误后医生签字。

三、术中配合

（一）麻醉方法：全麻

麻醉过程中，手术室人员需陪同在患者身边，防止患者发生坠床。

（二）第二次手术安全核查

手术开始前，由麻醉师主持，手术医生、巡回护士共同进行第二次"三方"核查，再次核对患者身份信息、手术部位与标识等,无误后麻醉师签字;手术物品准备情况的核查由手术室护士执行并向手术医生和麻醉医生报告。

(三)手术步骤及配合要点

腹腔镜下卵巢囊肿剔除的手术步骤及配合要点见表14-1。

表 14-1 腹腔镜下卵巢囊肿剔除的手术步骤及配合要点

手术步骤	手术护理配合	注意事项
1. 消毒及铺巾	1. 消毒范围:上至剑突,下至大腿上 1/3,两侧至腋中线; 2. 递消毒钳夹消毒垫蘸 2%碘酒一遍,75%乙醇 2 遍消毒手术区域皮肤; 3. 铺单	1. 消毒的范围、顺序合格; 2. 碘酒、乙醇待干; 3. 按照二(四)3 要求铺单
2. 建立气腹	建立气腹,脐上缘作 10mm 穿刺孔置入腹腔镜,左侧相当于麦氏点水平安放 10mm 戳卡,左侧髂前上棘旁 1cm 安放 5mm 戳卡,右侧髂前上棘旁 1cm 安放 5mm 戳卡	穿刺成功后改头低臀高 30°,注意肩托保护
3. 探查	递无损伤抓钳、2 把分离钳、双极电凝钳,探查盆腹腔,了解囊肿大小、活动度,表面有无赘生物,初步确认为良性肿瘤	/
4. 分离、取出	1. 无损伤钳提取卵巢韧带,分离剪于卵巢包膜剪一小口,分离钳钝性分离或电钩锐性分离卵巢与囊肿壁,双极电凝止血 2. 吸引器吸尽囊肿内分泌物,两把分离钳分别夹住囊壁和囊壁表面的卵巢组织,将囊壁逐步完整撕离正常卵巢组织。取出卵巢囊肿	/ /
5. 止血	电凝出血点,检查上腹部与腹壁粘连之肠管是否异常	/
6. 冲洗、清点	冲洗盆腔,检查手术野无出血,清点器械、纱条及纱垫如数,放出 CO_2 气体,拔出套管,常规缝合关闭穿刺孔,术毕	/
7. 协助医生覆盖伤口	递乙醇棉球消毒切口,递伤口敷料贴	/
8. 术后清点	同巡回老师核对器械卡片,清点器械并登记无误,加喷保湿剂,包好放于污器械间	器械上不能有明显血迹

四、术后

(一)第三次手术安全核查

患者离开手术室前,由巡回护士主持,手术医生、麻醉师共同进行第三次"三方"核查,包括患者身份信息、实际手术方式,确认手术标本,物品清点结果,检查皮肤完整性、动静脉通路、引流管,确认患者去向等内容,无误后巡回护士签字。

(二)送患者至麻醉复苏室

安置患者胃管、尿管,去除监护线,保护静脉,将患者病号服反穿保护颈部,加盖棉被,将患者从手术床移至对接车,与麻醉师一起送至麻醉复苏室,交由麻醉护士看管。

(三)送患者回病房

1. 搬运患者时应注意患者的适宜体位及保暖。
2. 转运过程中,保持液路及各种引流管的通畅,防止脱落,严密观察患者病情变化。
3. 手术医生、麻醉医生及手术室护士带齐患者物品,并约束好患者,共同将患者安全、稳妥地送回病房,与病房护士交接患者生命体征、皮肤、引流、输血输液(麻醉师交代)等情况,经病房护士核对正确后,与手术室护士在《手术患者交接记录单》上双签字;与家属交接患者衣物等。

(四)手术病理标本管理

1. 手术中的各种标本要妥善保管,定点放置专用容器内,不得遗失。
2. 手术医生填写《病理申请单》,巡回护士填写标本存放袋,要求字迹清晰,传染标本要注明标识。
3. 手术标本要求洗手护士、手术医生、巡回护士共同核对后,手术医生在标本袋上签字确认,不可代签。
4. 洗手护士将标本放入标本箱内和《病理申请单》到指定地方固定标本,用 10% 中性甲醛缓冲液,固定液的量不少于病理标本体积的 $3\sim5$ 倍,并确保标本全部置于固定液之中。
5. 洗手护士与护工共同核对标本信息,无误后双签字,将标本及《病理申请单》放到标本柜里。
6. 巡回护士在手术室交班本上填写有无标本。

(五)手术后访视

1. 向患者或家属自我介绍。
2. 询问患者及家属:对手术室工作是否满意? 有什么意见建议?

第十五章

经腹腔镜肾切除手术护理常规

一、适应证

1. 肾良性病变:各种原因所致萎缩肾,包括肾发育不全,动脉狭窄致肾萎缩、肾积水,炎症所致肾萎缩。

2. 肾肿瘤:行肾癌根治术或肾肿瘤切除术。

3. 肾盂肿瘤:肾、输尿管、膀胱切除术。

4. 肾盂切开取石术。

5. 同种异体肾移植,切取活体供肾。

6. 肾盂成形术,用于小儿盂管交界处狭窄的治疗。

二、术前准备

(一)术前访视

1. 由巡回护士于手术前一日落实。

2. 巡回护士持《手术室护理记录单》、《手术室压疮风险评估单》和《手术室术前健康宣教单》到病区护士站查阅病历,了解患者的一般情况(重点生命体征),病史,术前诊断,拟定手术名称,手术部位,手术体位,麻醉方式,既往手术史,药物过敏史,手术前医院感染检查项目结果,重要脏器的功能状态,血常规项目等。

3. 巡回护士到病房访视患者

(1)自我介绍、说明访视目的,告知手术时会陪伴患者,让患者消除紧张、恐惧心理,态度和蔼。

(2)询问患者有无过敏史,包括药物和食物、酒精碘酒、麻醉药品等;有无活动义齿及隐形眼镜;有无假肢、金属植入物、心脏起搏器等;女性是否月经期。

(3)查看患者的血管情况;评估需要穿刺的部位,确定是否需要做深静脉穿刺。

(4)进行压疮风险评估,评分在 9 分及以上者告知其压疮风险因素及采取的措施,并

请患者或家属签字。

（5）女性不化妆，不涂口红；如果指甲上涂有颜色（红、黑、蓝等），请清除，否则影响指脉氧监测数据，影响手术。

（6）告知患者遵医嘱禁食水；明日手术室会有平车接送，请提前排空大小便，穿好病号服，将贵重物品交于家人保管。

（7）询问患者有无其他手术护理相关疑问并给予解释。

（8）发放《术前健康宣教单》。

（二）接患者至手术床

1. 由手术室护士于手术当日推平车（或轮椅）到病房接患者。

2. 手术室护士持《手术患者交接记录单》，病区护士持患者病历与患者共同查看"腕带"进行身份确认，询问是否禁食水，有无发热，贵重物品交于家属。手术室护士与病区护士共同查看皮肤清洁情况、有无手术部位标识，患者皮肤的完整性；交接有无术中用药，检查并携带影像资料、腹带、病历等，并在《手术患者交接记录单》上签字，为患者佩戴手术间号码牌后送往手术等待室；转运途中，平车固定护栏，保证患者安全，并注意保暖。

3. 巡回护士、器械护士在等待室接患者，问候安慰患者，介绍自己将陪伴患者手术，再次核对患者病历、腕带进行身份确认。

4. 准备室护士或巡回护士建立静脉通路（一般用 20 号静脉留置针）。贴膜固定，标记留置时间。接至手术间并安全平移到手术床上。

5. 有术前用药（抗生素）者，核对皮试结果、身份信息无误后及时输注，开皮前 30 分钟至 1 小时输注完毕。

（三）巡回护士术前准备

1. 物品准备

（1）一次性物品：1♯、7♯慕丝线，12×20 圆针，13×34 圆针，13×34 角针，16♯脑室管，50ml 注射器，电刀套，吸引器管，吸引器头，钡线纱布，腔镜纱单，导尿包，26♯引流管，引流袋，磨刀石，灯把套，切口贴膜。

（2）无菌器械、敷料包：盆，中剖包（图 15-1），中单，腹口，手术衣，腹腔镜器械盒。

（3）高值物品：戳卡，长电刀，超声刀头，结扎夹，皮钉，压疮贴。

（4）仪器设备：电刀，超声刀，吸引器，腹腔镜。

2. 摆放手术体位　采取侧卧位（图 15-2）。

（1）健侧卧位，抬高腰桥，头部置头枕并处于中立位置，头枕高度适宜。

（2）降低头部，使肋弓切口、髂嵴尽可能在同一水平，双臂置于健侧托手板上，掌心向上，肘部微曲，远端关节略高于近端关节，肩关节外展不超过 90°，防止损伤臂丛神经。

（3）胸下垫软垫：上肢固定不宜过紧，预防骨筋膜室综合征，防止输液管和三通连接管压伤皮肤；下肢距膝关节上 5cm 处用约束带固定，松紧适宜，以能容纳一指为宜，防止损伤腓总神经。

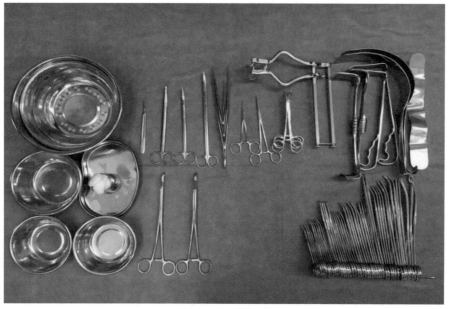

图 15 - 1　中剖包

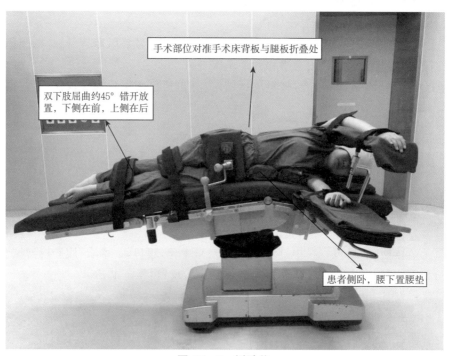

图 15 - 2　侧卧位

（4）下侧腿弯曲，上侧腿伸直，腿下垫软垫；骨突处皮肤的保护：使用体位保护垫。枕部垫软枕；肩胛部、肘部涂抹赛肤润；健侧髂嵴处贴压疮贴；两腿之间垫一软垫，使足跟略抬高，避免足跟局部组织受压。

3. 留置尿管

（1）患者仰卧位，双腿屈曲外展。

（2）护士站在患者的右侧，打开导尿包第一层取出清洁包。清洁会阴部皮肤。打开导尿包内层，铺无菌区，第二次消毒。连接接尿袋，用镊子夹取液状石蜡棉球，润滑导尿管，置入需要的长度，见尿液时注射器注入水 10～15ml（防止尿道损伤），整理用物。

（四）器械护士术前准备

1. 摆台

（1）选择近手术区较宽敞区域铺置无菌器械台。

（2）将无菌包放置于器械车中央，检查无菌包名称、灭菌日期和包外化学指示物，包装是否完整、干燥，有无破损。

（3）打开无菌包的外层包布后，洗手护士进行外科手消毒，由巡回护士用无菌持物钳打开内层无菌单；顺序为先打开近侧，检查包内灭菌化学指示物合格后再走到对侧打开对侧，四周无菌单垂于车缘下 30cm 以上，并保证无菌单下缘在回风口以上。协助洗手护士穿无菌手术衣、戴无菌手套。再由巡回护士与洗手护士一对一打开无菌敷料、无菌物品。

（4）洗手护士按照器械卡片将无菌器械台面按器械物品使用顺序、频率、分类进行摆放，方便拿取物品。

2. 铺单

（1）先铺 4 块小治疗巾，1/3 对折，传递时包裹双手，避免污染，先铺下侧治疗巾，再到对侧铺对侧治疗巾，再到近侧依次铺头侧、近侧治疗巾，充分暴露手术野。

（2）手术医生再次用手消毒液消毒双手，穿手术衣，戴手套。

（3）在腿侧放置手术托盘，高度适宜，往托盘上铺置一块大治疗巾；然后洗手护士与手术医生共同铺大洞巾暴露手术野，一块中单完全展开后沿手术区域上缘铺到头侧，两块中单完全展开后依次沿手术区域下缘铺到腿侧，并且完全覆盖托盘及手术床。

3. 物品清点

（1）分别在手术开始前、关闭体腔前、关闭体腔后、缝合皮肤后 4 个时刻，巡回护士与洗手护士对手术台上的所有物品清点 2 遍，准确记录。

（2）清点纱布、纱单时，要完全展开，确认纱布和钡线是否完整。

（3）清点棉球时，将药杯里的棉球全部取出，依次摆开清点，并与巡回护士共同确认药杯已空，再将棉球依次放回药杯内。

（4）注意器械的完整性：注意扣克钳的牙和镊子牙是否完整，开腹器的螺丝是否完整；缝针的针鼻儿是否完整。

（5）术中增加的物品，两人核对后及时记录。

（五）第一次手术安全核查

麻醉开始前，由手术医生主持，麻醉师、巡回护士按照《手术安全核查表》共同进行"三方"核查，医生看病历，麻醉师看医生工作站，巡回护士查看患者腕带，共同核对患者身份信息、手术方式、知情同意书、手术部位与标识、皮肤是否完整，术野皮肤准备情况，并查看影像资料、麻醉前物品准备情况等，核查无误后医生签字。

三、术中配合

(一)麻醉方法:全麻

麻醉过程中,手术室人员需陪同在患者身边,防止患者发生坠床。

(二)第二次手术安全核查

手术开始前,由麻醉师主持,手术医生、巡回护士共同进行第二次"三方"核查,再次核对患者身份信息、手术部位与标识等,无误后麻醉师签字;手术物品准备情况的核查由手术室护士执行并向手术医生和麻醉医生报告。

(三)手术步骤及配合要点

经腹腔镜肾切除的手术步骤及配合要点见表15-1。

表 15-1 经腹腔镜肾切除的手术步骤及配合要点

手术步骤	手术护理配合	注意事项
1. 消毒及铺巾	1. 消毒范围:切口周围20cm; 2. 递消毒钳夹消毒垫蘸2%碘酒一遍,75%乙醇2遍消毒手术区域皮肤; 3. 铺单	1. 消毒的范围、顺序合格; 2. 碘酒、乙醇待干; 3. 按照二(四)2要求铺单
2. 切皮	1. 递皮镊夹75%乙醇棉球消毒切口皮肤; 2. 递23♯刀切开皮肤,递大弯血管钳1把、纱布一块; 3. 递制作好的气囊	1. 7号手套加16号脑室管加7号线,50ml注射器制作气囊; 2. 切皮肤的刀片卸下放置污染区
3. 气囊法建立后腹膜腔	腹膜后操作间隙的建立:于腋中线髂嵴上方1～2cm处切口,切开肌层钝性分离至腹膜后,于腹膜后间隙探出腔隙。置入气囊导管,注气500～700ml,形成腹膜后间隙。维持5分钟压迫止血后,拔出导管,置入腹腔镜镜头,充入CO_2气体	递50ml注射器
4. 套管针位置	套管针位置设计:于腋中线髂嵴上方2cm置入10mm穿刺锥,置入腹腔镜,于第12肋缘下腋前、后线水平分别置入10mm、5mm套管针,置入操作器械	递刀和13×34皮针固定穿刺器
5. 找动静脉	清脂肪,开筋膜,找肾动、静脉并结扎	递超声刀、双极、结扎夹

（续表）

手术步骤	手术护理配合	注意事项
6. 游离肾	分离肾周组织,充分显露肾	递超声刀、双极、结扎夹
7. 游离输尿管	分离切断输尿管	递超声刀、双极、结扎夹
8. 取标本	开刀取肾	1. 注意标本的收集; 2. 落实手术隔离技术
9. 缝合	1. 递蒸馏水(40℃)浸泡腹腔 10~15 分钟,冲洗后腹腔,彻底止血; 2. 备引流管; 3. 根据需要备止血物品	1. 温度达到 40℃; 2. 浸泡时间达到要求
10. 冲洗后腹腔,放置引流管	1. 递 0.9％生理盐水(37℃),冲洗后腹腔; 2. 递干净纱布、大弯钳、高频电刀笔仔细止血; 3. 递长血管钳、大弯钳、6×9 引流管 1 根。递 23♯刀自右侧腹壁戳口引出引流管,用 13×34 角针、7♯慕丝线固定; 4. 清点手术用物	1. 清点所有物品; 2. 更换纱布,大弯钳
11. 逐层关闭腹腔	1. 递大弯血管钳、针持、13×34 圆针及 7♯线连续缝合腹膜,间断加固; 2. 再次清点所有物品; 3. 更换干净吸引器头,0.9％生理盐水冲洗伤口; 4. 手术医生更换手套,递干净治疗巾铺盖伤口周围,更换手术器械及用物; 5. 递牙镊、弯血管钳、针持、可吸收线缝合肌肉层; 6. 13×34 圆针及 7♯丝线缝合筋膜; 7. 13×34 圆针及 1♯丝线缝合皮下; 8. 13×34 角针及 3-0 慕丝线缝合皮肤或使用皮肤缝合器钉皮; 9. 13×34 角针及 4♯丝线固定引流管	1. 清点所有物品; 2. 更换吸引器头、手套、器械
12. 覆盖伤口	伤口敷料覆盖手术切口	/
13. 术后清点	同巡回老师核对器械卡片,清点器械并登记无误,加喷保湿剂,包好放于污器械间	器械上不能有明显血迹

四、术后

(一)第三次手术安全核查

患者离开手术室前,由巡回护士主持,手术医生、麻醉师共同进行第三次"三方"核查,包括患者身份信息、实际手术方式,确认手术标本,物品清点结果,检查皮肤完整性、动静脉通路、引流管,确认患者去向等内容,无误后巡回护士签字。

(二)送患者至麻醉复苏室

安置患者引流管,尿管,去除监护线,保护静脉,将患者病号服反穿保护颈部,加盖棉被,将患者从手术床移至对接车,与麻醉师一起送至麻醉复苏室,交由麻醉护士看管。

(三)送患者回病房

1. 搬运患者时应注意患者的适宜体位及保暖。

2. 转运过程中,保持液路及各种引流管的通畅,防止脱落,严密观察患者病情变化。

3. 手术医生、麻醉医生及手术室护士带齐患者物品,并约束好患者,共同将患者安全、稳妥地送回病房,与病房护士交接患者生命体征、皮肤、引流、输血输液(麻醉师交代)等情况,经病房护士核对正确后,与手术室护士在《手术患者交接记录单》上双签字;与家属交接患者衣物等。

(四)手术病理标本管理

1. 手术中的各种标本要妥善保管,定点放置专用容器内,不得遗失。

2. 手术医生填写《病理申请单》,巡回护士填写标本存放袋,要求字迹清晰,传染标本要注明标识。

3. 手术标本要求洗手护士、手术医生、巡回护士共同核对后,手术医生在标本袋上签字确认,不可代签。

4. 洗手护士将标本放入标本箱内和《病理申请单》到指定地方固定标本,用10％中性甲醛缓冲液,固定液的量不少于病理标本体积的3～5倍,并确保标本全部置于固定液之中。

5. 洗手护士与护工共同核对标本信息,无误后双签字,将标本及《病理申请单》放到标本柜里。

6. 巡回护士在手术室交班本上填写有无标本。

(五)手术后访视

1. 向患者或家属自我介绍。

2. 询问患者及家属:对手术室工作是否满意? 有什么意见建议?

第十六章

经腹腔镜输尿管切开取石手术护理常规

一、适应证

1. ESWL、输尿管镜和 PCNL 取石失败的输尿管结石。

2. 合并输尿管或邻近组织其他病变需要同时处理。

3. 直径大于 1.5cm，需行多次 ESWL 或输尿管镜治疗，或输尿管扭曲估计 ESWL 或输尿管镜治疗比较困难；或输尿管结石直径大于 1cm，或表面不规则，呈多角形者。

4. 尿路狭窄，或结石位置固定（因有多次感染发作致局部炎症引起较重粘连）者。

5. 输尿管结石合并感染经治疗无效，或合并肾盂积水，严重威胁肾功能者。

6. 双侧输尿管结石梗阻引起尿闭者。

二、术前准备

(一)术前访视

1. 由巡回护士于手术前一日落实。

2. 巡回护士持《手术室护理记录单》、《手术室压疮风险评估单》和《手术室术前健康宣教单》到病区护士站查阅病历，了解患者的一般情况（重点生命体征），病史，术前诊断，拟定手术名称，手术部位，手术体位，麻醉方式，既往手术史，药物过敏史，手术前医院感染检查项目结果，重要脏器的功能状态，血常规项目等。

3. 巡回护士到病房访视患者

(1)自我介绍、说明访视目的，告知手术时会陪伴患者，让患者消除紧张、恐惧心理，态度和蔼。

(2)询问患者有无过敏史，包括药物和食物、酒精碘酒、麻醉药品等；有无活动义齿及隐形眼镜；有无假肢、金属植入物、心脏起搏器等；女性是否月经期，男性患者有无前列腺增生。

(3)查看患者的血管情况；评估需要穿刺的部位，确定是否需要做深静脉穿刺。

（4）进行压疮风险评估，评分在9分及以上者告知其压疮风险因素及采取的措施，并请患者或家属签字。

（5）女性不化妆，不涂口红；如果指甲上涂有颜色（红、黑、蓝等），请清除，否则影响指脉氧监测数据，影响手术。

（6）告知患者遵医嘱禁食水；明日手术室会有平车接送，请提前排空大小便，穿好病号服，将贵重物品交于家人保管。

（7）询问患者有无其他手术护理相关疑问并给予解释。

（8）发放《术前健康宣教单》。

（二）接患者至手术床

1. 由手术室护士于手术当日推平车（或轮椅）到病房接患者。

2. 手术室护士持《手术患者交接记录单》，病区护士持患者病历与患者共同查看"腕带"进行身份确认，询问是否禁食水，有无发热，贵重物品交于家属。手术室护士与病区护士共同查看皮肤清洁情况、有无手术部位标识，患者皮肤的完整性；交接有无术中用药，检查并携带影像资料、腹带、病历等，并在《手术患者交接记录单》上签字，为患者佩戴手术间号码牌后送往手术等待室；转运途中，平车固定护栏，保证患者安全，并注意保暖。

3. 巡回护士、器械护士在等待室接患者，问候安慰患者，介绍自己将陪伴患者手术，再次核对患者病历、腕带进行身份确认。

4. 准备室护士或巡回护士建立静脉通路（一般用20号静脉留置针）。贴膜固定，标记留置时间。接至手术间并安全平移到手术床上。

5. 有术前用药（抗生素）者，核对皮试结果、身份信息无误后及时输注，开皮前30分钟至1小时输注完毕。

（三）巡回护士术前准备

1. 物品准备

（1）一次性物品：1♯、7♯慕丝线，12×20圆针，13×34圆针、皮针各1套，吸引器管1套，钡线纱布，小纱单，导尿包，16号脑室引流管和26号引流管，50ml注射器，电刀套2个，12mm和5mm戳卡各一，10mm戳卡1个，4-0可吸收线1根，9cm×9cm术后切口膜3个，手套若干。

（2）无菌器械、敷料包：盆，腔镜基础包（图16-1），中单，腹口，手术衣。

（3）高值物品：长电刀，超声刀头，止血材料，皮钉，压疮贴，血管吻合线（备用），骨蜡（备用）。

（4）仪器设备：电刀，超声刀，吸引器。

（5）侧卧位体位垫：腋垫1个，小方垫3个，大厚枕1个；前后挡2套，上肢板1套。

2. 留置尿管

（1）患者仰卧位，双腿屈曲外展。

（2）护士站在患者的右侧，打开导尿包第一层取出清洁包。清洁会阴部皮肤。打开导尿包内层，铺无菌区，第二次消毒。连接接尿袋，用镊子夹取液状石蜡棉球，润滑导尿管，置入需要的长度，见尿液时注射器注入水10～15ml（防止尿道损伤），关闭尿管，整理用物。

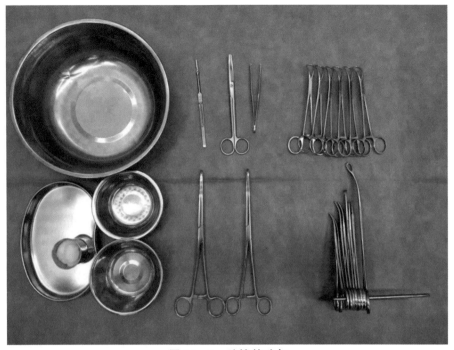

图 16-1　腔镜基础包

3. 摆放手术体位　采取侧卧位(图 16-2)。

(1) 取健侧卧,头下置头枕,高度平下侧肩高,使颈椎处于水平位置。腋下距肩峰 10cm 处垫胸垫。

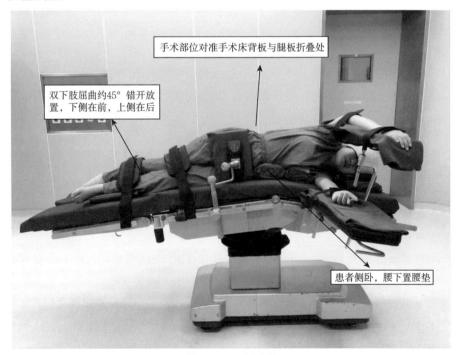

手术部位对准手术床背板与腿板折叠处

双下肢屈曲约45° 错开放置,下侧在前,上侧在后

患者侧卧,腰下置腰垫

图 16-2　侧卧位

(2)术侧上肢屈曲呈抱球状,置于可调节托手架上,远端关节稍低于近端关节;下侧上肢外展于托手板上,远端关节高于近端关节,共同维持胸廓自然舒展。

(3)肩关节外展或上举不超过 90°;两肩连线与手术台呈 90°。

(4)腹侧用固定挡板支持耻骨联合,背侧用挡板固定骶尾部或肩胛区,离手术野至少 15cm,共同维持患者 90°侧卧位。

(5)腿部摆放,应为上侧腿伸直,下侧腿屈曲。为了不影响手术切口消毒范围,约束带分别置于大腿上 1/3 靠近髋关节处及大腿下 1/3 靠近膝关节处,双下肢约 45°自然屈曲,上腿伸直、下腿屈曲,两腿间用支撑垫承托上侧下肢。小腿及双上肢用约束带固定。

(四)器械护士术前准备

1. 摆台

(1)选择近手术区较宽敞区域铺置无菌器械台。

(2)将无菌包放置于器械车中央,检查无菌包名称、灭菌日期和包外化学指示物,包装是否完整、干燥,有无破损。

(3)打开无菌包的外层包布后,洗手护士进行外科手消毒,由巡回护士用无菌持物钳打开内层无菌单;顺序为先打开近侧,检查包内灭菌化学指示物合格后再走到对侧打开对侧,四周无菌单垂于车缘下 30cm 以上,并保证无菌单下缘在回风口以上。协助洗手护士穿无菌手术衣、戴无菌手套。再由巡回护士与洗手护士一对一打开无菌敷料、无菌物品。

(4)洗手护士按照器械卡片将无菌器械台面按器械物品使用顺序、频率、分类进行摆放,方便拿取物品。

2. 铺单

(1)患者腹侧和背侧各 1 块 1/3 折小治疗巾,然后铺 4 块 1/3 小治疗巾,顺序为下侧—对侧—头侧—近侧。

(2)2 个 1/2 折中单铺头侧和下侧,2 个中单展开铺腹侧和背侧。

(3)托盘上铺 1 块大治疗巾,然后铺大洞巾,再分别于切口上、切口下、托盘上铺 3 块中单。

3. 物品清点

(1)分别在手术开始前、关闭体腔前、关闭体腔后、缝合皮肤后 4 个时刻,巡回护士与洗手护士对手术台上的所有物品清点两遍,准确记录。

(2)清点纱布、纱单时,要完全展开,确认纱布和钡线是否完整。

(3)清点棉球时,将药杯里的棉球全部取出,依次摆开清点,并与巡回护士共同确认药杯已空,再将棉球依次放回药杯内。

(4)注意器械的完整性:注意扣克钳的齿和镊子齿是否完整,开胸器的螺丝是否完整;缝针的针鼻儿是否完整。

(5)术中增加的物品,两人核对后及时记录。

(五)第一次手术安全核查

麻醉开始前,由手术医生主持,麻醉师、巡回护士按照《手术安全核查表》共同进行

"三方"核查,医生看病历,麻醉师看医生工作站,巡回护士查看患者腕带,共同核对患者身份信息、手术方式、知情同意书、手术部位与标识,皮肤是否完整,术野皮肤准备情况,并查看影像资料、麻醉前物品准备情况等,核查无误后医生签字。

三、术中配合

(一)麻醉方法:全麻

麻醉过程中,手术室人员需陪同在患者身边,防止患者发生坠床。

(二)第二次手术安全核查

手术开始前,由麻醉师主持,手术医生、巡回护士共同进行第二次"三方"核查,再次核对患者身份信息、手术部位与标识等,无误后麻醉师签字;手术物品准备情况的核查由手术室护士执行并向手术医生和麻醉医生报告。

(三)手术步骤及配合要点

经腹腔镜输尿管切开取石的手术步骤及配合要点见表16-1。

表16-1　经腹腔镜输尿管切开取石的手术步骤及配合要点

手术步骤	手术护理配合	注意事项
1. 消毒及铺巾	1. 消毒范围:切口周围20cm 2. 递消毒钳夹消毒垫蘸碘伏3遍消毒手术区域皮肤; 3. 铺单	1. 消毒的范围、顺序合格; 2. 碘伏待干; 3. 按照二(四)2要求铺单
2. 制作球囊扩张器	制作球囊扩张器:取16♯脑室管头端置于8♯手套内,用7♯线两头固定结扎并剪断手指部分,然后用50ml注射器往里打气,试试进出气是否通畅	注意松紧适度,既不能跑气也不能打不进去
3. 做第一切口,切口长10mm切开皮肤皮下组织(腋中线肋下至髂嵴连线中点)	1. 递皮镊夹75%乙醇棉球消毒切口皮肤; 2. 递11♯刀片切开皮肤,大弯钳1把,干纱布1块蘸血,高频电刀笔切开止血; 3. 递大弯血管钳2把,切开皮下、肌肉;递弯血管钳撑开	将开皮纱布放置污染区

手术步骤	手术护理配合	注意事项
4. 置入球囊扩张器，撑开腹膜后腔隙，建立腹膜后空间	递球囊扩张器。向球囊扩张器内打空气500～700ml，停留5分钟放出气体，取回球囊扩张器	检查球囊扩张器的完整性
5. 建立气腹：在第1切口置入穿刺套管；向腹膜后腔隙注入二氧化碳气体	递10mm穿刺套管于第1切口置入，用皮针7♯线缝扎固定穿刺套管，连接二氧化碳气体输入管，注入二氧化碳气体	/
6. 置入内镜观察腹膜后腔	递内镜观察	/
7. 在内镜监视下先在肋腰点做10mm切口置入套管，在腋前线肋下交界处做5mm切口置入套管	递11♯刀片切开肋腰点和腋前线肋下交界点的皮肤，递10mm和5mm穿刺套管	/
8. 分离肾周脂肪，沿肾下极探查输尿管，显露结石段并将输尿管吊起固定	递腔镜分离钳分离肾周脂肪，递无损钳或输尿管钳吊起来固定输尿管	注意要递无损钳，避免损伤输尿管
9. 在结石表面纵行切开输尿管，用分离钳将结石剥离	递腹腔镜专用15♯刀或腹腔镜剪刀切开输尿管，递分离钳分离结石	输尿管避免热损伤
10. 取出结石，用异物钳将结石钳夹从输尿管取出后于切口处拉出体外，并用吸引器吸净流出的尿液	递异物钳将结石提出体外；递吸引管吸净流出的尿液	/
11. 探查输尿管中段、下段是否通畅；放置内支架（双J管）	递输尿管导管从输尿管切口处插入至膀胱，取回输尿管导管，递双J管套入导丝推入输尿管做内引流	/
12. 缝合输尿管切口	递带针4-0可吸收缝合线缝合输尿管切口，剪刀剪线	/

手术步骤	手术护理配合	注意事项
13. 检查手术野,彻底止血,放置引流	递电凝钳将渗血点电凝止血,递22♯橡胶管放置引流	引流管残端及时弃去
14. 放出腹膜后腔二氧化碳气体,取出穿刺套管	关闭体腔前清点物品数目	针和小纱单
15. 缝合切口	递弯钳夹乙醇球消毒皮肤,递带齿镊、持针器夹12×20的圆针和7♯线缝合肌肉及皮下组织,13×34的皮针和4♯线缝皮	/
14. 协助医生覆盖伤口	递乙醇棉球消毒切口,递伤口敷料贴	保留棉球需清点
15. 术后清点	同巡回老师核对器械卡片,清点器械并登记无误,加喷保湿剂,包好放于污器械间	器械上不能有明显血迹

四、术后

(一)第三次手术安全核查

患者离开手术室前,由巡回护士主持,手术医生、麻醉师共同进行第三次"三方"核查,包括患者身份信息、实际手术方式,确认手术标本,物品清点结果,检查皮肤完整性、动静脉通路、引流管,确认患者去向等内容,无误后巡回护士签字。

(二)送患者至麻醉复苏室

安置患者引流管、尿管,去除监护线,保护静脉,将患者病号服反穿保护颈部,加盖棉被,将患者从手术床移至对接车,与麻醉师一起送至麻醉复苏室,交由麻醉护士看管。

(三)送患者回病房

1. 搬运患者时应注意患者的适宜体位及保暖。

2. 转运过程中,保持液路及各种引流管的通畅,防止脱落,严密观察患者病情变化。

3. 手术医生、麻醉医生及手术室护士带齐患者物品,并约束好患者,共同将患者安全、稳妥地送回病房,与病房护士交接患者生命体征、皮肤、引流、输血输液(麻醉师交代)等情况,经病房护士核对正确后,与手术室护士在《手术患者交接记录单》上双签字;与家属交接患者衣物等。

(四)手术病理标本管理

1. 手术中的各种标本要妥善保管,定点放置专用容器内,不得遗失。

2. 手术医生填写《病理申请单》,巡回护士填写标本存放袋,要求字迹清晰,传染标本要注明标识。

3. 手术标本要求洗手护士、手术医生、巡回护士共同核对后,手术医生在标本袋上签字确认,不可代签。

4. 洗手护士将标本放入标本箱内和《病理申请单》到指定地方固定标本,用 10% 中性甲醛缓冲液,固定液的量不少于病理标本体积的 3～5 倍,并确保标本全部置于固定液之中。

5. 洗手护士与护工共同核对标本信息,无误后双签字,将标本及《病理申请单》放到标本柜里。

6. 巡回护士在手术室交班本上填写有无标本。

(五)手术后访视

1. 向患者或家属自我介绍。

2. 询问患者及家属:对手术室工作是否满意? 有什么意见建议?

第十七章

经腹腔镜膀胱切除手术护理常规

一、适应证

腹腔镜根治性膀胱切除术适用于有肌层浸润的局限性膀胱高级别尿路上皮癌、复发性膀胱尿路上皮癌、原位癌以及膀胱非移行细胞癌等。正位回肠膀胱术,还应满足以下条件:①尿道残端 2cm 内无肿瘤侵犯,即男性膀胱颈以下无肿瘤;②无前尿道狭窄,尿道括约肌及盆底肌功能正常;③无肠道切除史;④术中快速冰冻病理切片证实尿道残端无肿瘤。

二、术前准备

(一)术前访视

1. 由巡回护士于手术前一日落实。

2. 巡回护士持《手术室护理记录单》、《手术室压疮风险评估单》和《手术室术前健康宣教单》到病区护士站查阅病历,了解患者的一般情况(重点生命体征),病史,术前诊断,拟定手术名称,手术部位,手术体位,麻醉方式,既往手术史,药物过敏史,手术前医院感染检查项目结果,重要脏器的功能状态,血常规项目等。

3. 巡回护士到病房访视患者

(1)自我介绍、说明访视目的,告知手术时会陪伴患者,让患者消除紧张、恐惧心理,态度和蔼。

(2)询问患者有无过敏史,包括药物和食物、酒精碘酒、麻醉药品等;有无活动义齿及隐形眼镜;有无假肢、金属植入物、心脏起搏器等;女性是否月经期,男性患者有无前列腺增生。

(3)查看患者的血管情况;评估需要穿刺的部位,确定是否需要做深静脉穿刺。

(4)进行压疮风险评估,评分在 9 分及以上者告知其压疮风险因素及采取的措施,并请患者或家属签字。

(5)女性不化妆,不涂口红;如果指甲上涂有颜色(红、黑、蓝等),请清除,否则影响指脉氧监测数据,影响手术。

(6)告知患者遵医嘱禁食水;明日手术室会有平车接送,请提前排空大小便,穿好病号服,将贵重物品交于家人保管。

(7)询问患者有无其他手术护理相关疑问并给予解释。

(8)发放《术前健康宣教单》。

(二)接患者至手术床

1. 由手术室护士于手术当日推平车(或轮椅)到病房接患者。

2. 手术室护士持《手术患者交接记录单》,病区护士持患者病历与患者共同查看"腕带"进行身份确认,询问是否禁食水,有无发热,贵重物品交于家属。手术室护士与病区护士共同查看皮肤清洁情况、有无手术部位标识,患者皮肤的完整性;交接有无术中用药,检查并携带影像资料、腹带、病历等,并在《手术患者交接记录单》上签字,为患者佩戴手术间号码牌后送往手术等待室;转运途中,平车固定护栏,保证患者安全,并注意保暖。

3. 巡回护士、器械护士在等待室接患者,问候安慰患者,介绍自己将陪伴患者手术,再次核对患者病历、腕带进行身份确认。

4. 准备室护士或巡回护士建立静脉通路(一般用20号静脉留置针)。贴膜固定,标记留置时间。接至手术间并安全平移到手术床上。

5. 有术前用药(抗生素)者,核对皮试结果、身份信息无误后及时输注,开皮前30分钟至1小时输注完毕。

(三)巡回护士术前准备

1. 物品准备

(1)一次性物品:1♯、4♯、7♯慕丝线,12×20圆针,13×34圆针、皮针各1套,吸引器管1套,钡线纱布,小纱单,导尿包,26号引流管,引流袋,电刀套3个,9cm×9cm术后切口膜5个,手套若干。

(2)无菌器械、敷料包:盆,中剖包(图17-1),腹口,中单,手术衣。

(3)高值物品:长电刀,超声刀头及连接线,止血材料,皮钉,12mm和10mm戳卡各1个,5mm戳卡3个,3-0倒刺线2根,4-0可吸收线2根,防粘连剂1支,单J管2根,压疮贴,紫夹和金夹若干。

(4)仪器设备:电刀,超声刀,吸引器。

(5)体位垫:大臀垫1个,小方垫2个。

2. 摆放手术体位 采取平卧位,臀下垫臀垫,双腘窝垫小方垫,使双腿自然屈曲分开呈蛙腿状(图17-2)。

3. 留置尿管

(1)患者仰卧位,双腿屈曲外展。

(2)护士站在患者的右侧,打开导尿包第一层取出清洁包。清洁会阴部皮肤。打开导尿包内层,铺无菌区,第二次消毒。连接接尿袋,用镊子夹取液状石蜡棉球,润滑导尿管,置入需要的长度,见尿液时注射器注入水 10～15ml(防止尿道损伤),整理用物。

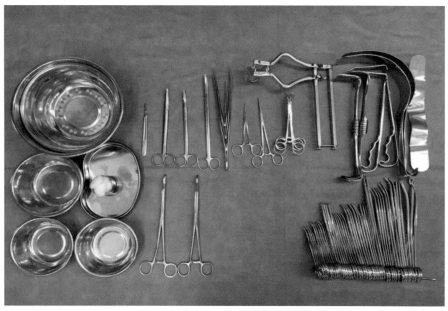

图 17－1　中剖包

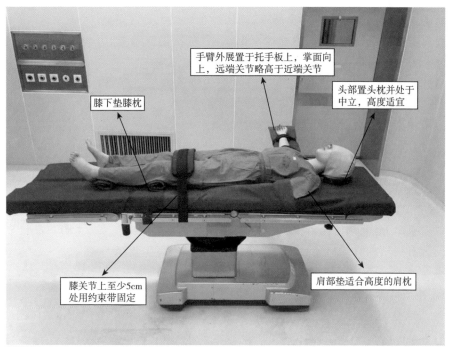

手臂外展置于托手板上,掌面向上,远端关节略高于近端关节

头部置头枕并处于中立,高度适宜

膝下垫膝枕

膝关节上至少5cm处用约束带固定

肩部垫适合高度的肩枕

图 17－2　平卧位

(四)器械护士术前准备

1. 摆台

(1)选择近手术区较宽敞区域铺置无菌器械台。

（2）将无菌包放置于器械车中央,检查无菌包名称、灭菌日期和包外化学指示物,包装是否完整、干燥,有无破损。

（3）打开无菌包的外层包布后,洗手护士进行外科手消毒,由巡回护士用无菌持物钳打开内层无菌单;顺序为先打开近侧,检查包内灭菌化学指示物合格后再走到对侧打开对侧,四周无菌单垂于车缘下 30cm 以上,并保证无菌单下缘在回风口以上。协助洗手护士穿无菌手术衣、戴无菌手套。再由巡回护士与洗手护士一对一打开无菌敷料、无菌物品。

（4）洗手护士按照器械卡片将无菌器械台面按器械物品使用顺序、频率、分类进行摆放,方便拿取物品。

2. 铺单

（1）小治疗巾一张卷成球状垫于会阴部下方。

（2）切口巾 4 张依次铺好。

（3）治疗巾一张叠成长条状覆盖会阴部,以便术中更换三腔尿管。

（4）大洞巾铺全身,上下加盖中单,保证整个手术区域 4 层以上。

3. 物品清点

（1）分别在手术开始前、关闭体腔前、关闭体腔后、缝合皮肤后 4 个时刻,巡回护士与洗手护士对手术台上的所有物品清点 2 遍,准确记录。

（2）清点纱布、纱单时,要完全展开,确认纱布和钡线是否完整。

（3）清点棉球时,将药杯里的棉球全部取出,依次摆开清点,并与巡回护士共同确认药杯已空,再将棉球依次放回药杯内。

（4）注意器械的完整性:注意扣克钳的齿和镊子齿是否完整,开胸器的螺丝是否完整;缝针的针鼻儿是否完整。

（5）术中增加的物品,两人核对后及时记录。

（五）第一次手术安全核查

麻醉开始前,由手术医生主持,麻醉师、巡回护士按照《手术安全核查表》共同进行"三方"核查,医生看病历,麻醉师看医生工作站,巡回护士查看患者腕带,共同核对患者身份信息、手术方式、知情同意书、手术部位与标识,皮肤是否完整,术野皮肤准备情况,并查看影像资料、麻醉前物品准备情况等,核查无误后医生签字。

三、术中配合

（一）麻醉方法:全麻

麻醉过程中,手术室人员需陪同在患者身边,防止患者发生坠床。

（二）第二次手术安全核查

手术开始前,由麻醉师主持,手术医生、巡回护士共同进行第二次"三方"核查,再次核对患者身份信息、手术部位与标识等,无误后麻醉师签字;手术物品准备情况的核查由手术室护士执行并向手术医生和麻醉医生报告。

(三)手术步骤及配合要点(以男性为例)

经腹腔镜膀胱切除的手术步骤及配合要点见表 17 - 1。

表 17 - 1　经腹腔镜膀胱切除的手术步骤及配合要点

手术步骤	手术护理配合	注意事项
1. 消毒及铺巾	1. 消毒范围:两侧过腋中线,上方至剑突,下方至两大腿中份,包括阴茎、阴囊和会阴部; 2. 铺单	消毒的范围、顺序合格
2. 安置尿管	再次消毒尿道口后,插入 16♯尿管,将尿袋悬挂于手术床两侧,用治疗巾遮盖会阴部	/
3. 连接管路及腔镜设备	用艾利斯固定腔镜器械收纳袋,递腔镜用物及镜头给术者妥善固定并检测调试	保护镜头和线路
4. 做第一切口,切口长 10mm 切开皮肤皮下组织(肚脐上或下)	1. 递皮镊夹 75% 乙醇棉球消毒切口皮肤; 2. 递 11♯刀片切开皮肤,大弯钳 1 把,干纱布 1 块蘸血,高频电刀笔切开止血; 3. 递大弯血管钳 2 把,切开皮下、肌肉;递弯血管钳撑开或皮钩拉开	将开皮纱布放置污染区
5. 建立气腹,在第 1 切口置入气腹针;向腹腔注入二氧化碳气体	递 10mm 穿刺套管于第 1 切口置入,用皮针、7♯线缝扎固定穿刺套管,连接二氧化碳气体输入管,注入二氧化碳气体	注意二氧化碳气体的流速和气腹压
6. 在内镜监视下于左右两侧腹直肌旁第一套管下两指水平放置 5mm 和 12mm 套管,腰点做 10mm 切口置入套管,右髂前上棘内侧放置 5mm 套管	递 11♯刀片切开皮肤,递 12mm 和 5mm 穿刺套管,置入后用 13×34 的皮针、7♯线固定套管;脐下 2~3cm 腹直肌旁放置 2 个 12mm 穿刺器;左右髂前上棘上内方 2~3cm 处放置 2 个 5mm 穿刺器	/

(续表)

手术步骤	手术护理配合	注意事项
7. 游离双侧输尿管：先于右侧髂内外动脉分叉附近找到右侧输尿管，沿输尿管行程向下剪开腹膜，向下游离输尿管至膀胱壁外并阻断。同法分离左侧	用超声刀进行分离暴露，用 PK 刀或双极电凝进行止血，用结扎夹结扎输尿管	保持超声刀和 PK 刀刀头的清洁
8. 游离输精管、精囊及前列腺后壁	1. 后入路游离输精管及精囊：将结肠向上牵拉，显露膀胱直肠陷窝，找到两个弓状隆突的腹膜反折并切开； 2. 切开 Denonvillier 筋膜(狄氏筋膜)：将输精管、精囊向膀胱前方提起，紧靠输精管壶腹部和精囊纵向切开狄氏筋膜，即可见到直肠前脂肪，沿该平面分离至前列腺尖部	用丝线和结扎夹将膀胱悬吊以暴露膀胱后壁； 此处会进行直肠指检
9. 前入路游离膀胱前壁，显露耻骨后间隙，结扎背深静脉复合体	用 2-0 抗菌薇乔或倒刺线缝扎	/
10. 分离切断两侧膀胱及前列腺侧韧带	用超声刀或结扎夹结扎并切断膀胱侧韧带后，紧贴前列腺外侧分离前列腺侧韧带并切断	/
11. 超声刀离断尿道后，切除膀胱前列腺，从下腹部正中切口约6cm，取出标本	进行开放手术，准备好开放手术器械 核对标本名称个数。 标本一般有： (1)膀胱前列腺； (2)左侧输尿管断端； (3)右侧输尿管断端； (4)左侧盆腔淋巴结； (5)右侧盆腔淋巴结	

(续表)

手术步骤	手术护理配合	注意事项
12. 回肠代膀胱术	1. 腹腔镜下完成:距回盲瓣 15cm 截取 15cm 长回肠,切断肠管和系膜,恢复两断端肠道的连续性。用 3-0 抗菌薇乔在肠管上做标记,闭合器切割闭合; 2. 外小切口开放手术完成:用带系膜的回肠做膀胱,近心端封闭。将左侧输尿管经乙状结肠系膜后戳口拉出至腹腔右侧。双侧输尿管内置 8F 单 J 管,用 4-0 薇乔与回肠膀胱壁吻合。回肠膀胱远端经右侧腹壁造口拉出并做成乳头成形(造口:小针线进行肠管与腹壁的缝合),输尿管支架管经造口引出体外。单 J 管配套接头接尿袋,根据颜色分好左右侧	开放手术进行:TLC 侧吻合,恢复连续性
13. 新膀胱术	1. 从切口牵出两侧输尿管,采用 20cm 长的乙状结肠,将其结肠袋切除建成储尿囊; 如采用回肠,则距回盲肠交界处 15~20cm 处切断,游离一段长 50cm 带系膜的回肠。于肠系膜对侧纵行剖开肠管折成 W 型或 M 型,用 3-0 Dexon 可吸收线连续内翻缝合建成储尿囊; 2. 输尿管储尿囊吻合:直接吻合法; 3. 储尿囊-尿道吻合:采用开放手术或腹腔镜下吻合,可根据经验来选择	/
14. 检查手术野,彻底止血,放置引流	递电凝钳将渗血点电凝止血,递 22♯橡胶管放置引流	引流管残端及时弃去
15. 缝合切口	递弯钳夹乙醇球消毒皮肤,递带齿镊、持针器夹 12×20 的圆针和 7♯线缝合肌肉及皮下组织,13×34 的皮针和 4♯线缝皮	/
16. 协助医生覆盖伤口	递乙醇棉球消毒切口,递伤口敷料贴	保留棉球需清点
17. 术后清点	同巡回老师核对器械卡片,清点器械并登记无误,加喷保湿剂,包好放于污器械间	器械上不能有明显血迹

（续表）

手术步骤	手术护理配合	注意事项
18. 手术注意事项	术中随时有出血风险,做好输血输液的管理。 术中注意患者保温,做好保暖措施。 术中使用高值耗材较多,及时记录收费,术后双人核对。 术后送复苏室固定好管道。 结束腹腔镜内的操作前应清点好纱条,确保全部取出。 做好随时开放手术的准备。 做好标本的核对、留置	/

四、术后护理

(一)第三次手术安全核查

患者离开手术室前,由巡回护士主持,手术医生、麻醉师共同进行第三次"三方"核查,包括患者身份信息、实际手术方式,确认手术标本,物品清点结果,检查皮肤完整性、动静脉通路、引流管,确认患者去向等内容,无误后巡回护士签字。

(二)送患者至麻醉复苏室

安置患者胃管、尿管,去除监护线,保护静脉,将患者病号服反穿保护颈部,加盖棉被,将患者从手术床移至对接车,与麻醉师一起送至麻醉复苏室,交由麻醉护士看管。

(三)送患者回病房

1. 搬运患者时应注意患者的适宜体位及保暖。

2. 转运过程中,保持液路及各种引流管的通畅,防止脱落,严密观察患者病情变化。

3. 手术医生、麻醉医生及手术室护士带齐患者物品,并约束好患者,共同将患者安全、稳妥地送回病房,与病房护士交接患者生命体征、皮肤、引流、输血输液(麻醉师交代)等情况,经病房护士核对正确后,与手术室护士在《手术患者交接记录单》上双签字;与家属交接患者衣物等。

(四)手术病理标本管理

1. 手术中的各种标本要妥善保管,定点放置专用容器内,不得遗失。

2. 手术医生填写《病理申请单》,巡回护士填写标本存放袋,要求字迹清晰,传染标本要注明标识。

3. 手术标本要求洗手护士、手术医生、巡回护士共同核对后,手术医生在标本袋上签字确认,不可代签。

4. 洗手护士将标本放入标本箱内和《病理申请单》到指定地方固定标本,用10%中性甲醛缓冲液,固定液的量不少于病理标本体积的3～5倍,并确保标本全部置于固定液之中。

5. 洗手护士与护工共同核对标本信息,无误后双签字,将标本及《病理申请单》放到标本柜里。

6. 巡回护士在手术室交班本上填写有无标本。

(五)手术后访视

1. 向患者或家属自我介绍。

2. 询问患者及家属:对手术室工作是否满意?有什么意见建议?

第十八章

经腹腔镜根治性前列腺切除手术护理常规

一、适应证

经腹腔镜根治性前列腺切除手术主要用于可能治愈的前列腺癌。手术适应证要综合考虑肿瘤的临床分期、预期寿命和健康状况。尽管手术没有硬性的年龄界限,但应告知患者,70岁以后伴随年龄增长,手术并发症及死亡率将会增加。

二、术前准备

(一)术前访视

1. 由巡回护士于手术前一日落实。

2. 巡回护士持《手术室护理记录单》、《手术室压疮风险评估单》和《手术室术前健康宣教单》到病区护士站查阅病历,了解患者的一般情况(重点生命体征)、病史、术前诊断、拟定手术名称、手术部位、手术体位、麻醉方式、既往手术史、药物过敏史、手术前医院感染检查项目结果、重要脏器的功能状态、血常规项目等。

3. 巡回护士到病房访视患者

(1)自我介绍、说明访视目的,告知手术时会陪伴患者,让患者消除紧张、恐惧心理,态度和蔼。

(2)询问患者有无过敏史,包括药物和食物、酒精碘酒、麻醉药品等;有无活动义齿及隐形眼镜;有无假肢、金属植入物、心脏起搏器等。

(3)查看患者的血管情况;评估需要穿刺的部位,确定是否需要做深静脉穿刺。

(4)进行压疮风险评估,评分在9分及以上者告知其压疮风险因素及采取的措施,并请患者或家属签字。

(5)告知患者遵医嘱禁食水;明日手术室会有平车接送,请提前排空大小便,穿好病号服,将贵重物品交于家人保管。

(6)询问患者有无其他手术护理相关疑问并给予解释。

(7)发放《术前健康宣教单》。

(二)接患者至手术床

1. 由手术室护士于手术当日推平车(或轮椅)到病房接患者。

2. 手术室护士持《手术患者交接记录单》,病区护士持患者病历与患者共同查看"腕带"进行身份确认,询问是否禁食水,有无发热,贵重物品交于家属。手术室护士与病区护士共同查看皮肤清洁情况、有无手术部位标识,患者皮肤的完整性;交接有无术中用药,检查并携带影像资料、腹带、病历等,并在《手术患者交接记录单》上签字,为患者佩戴手术间号码牌后送往手术等待室;转运途中,平车固定护栏,保证患者安全,并注意保暖。

3. 巡回护士、器械护士在等待室接患者,问候安慰患者,介绍自己将陪伴患者手术,再次核对患者病历、腕带进行身份确认。

4. 准备室护士或巡回护士建立静脉通路(一般用 20 号静脉留置针)。贴膜固定,标记留置时间。接至手术间并安全平移到手术床上。

5. 有术前用药(抗生素)者,核对皮试结果、身份信息无误后及时输注,开皮前 30 分钟至 1 小时输注完毕。

(三)巡回护士术前准备

1. 物品准备

(1)一次性物品:1♯、4♯、7♯慕丝线,12×20 圆针,13×34 圆针、皮针各 1 套,吸引器管 1 套,钡线纱布,小纱单,导尿包,16 号脑室引流管和 26 号引流管,50ml 注射器,电刀套 3 个,9cm×9cm 术后切口膜 5 个,手套若干,导尿包。

(2)无菌器械、敷料包:盆,中剖包(图 18-1),腹口,中单,手术衣。

(3)高值物品:长电刀,超声刀头及连接线,止血材料,皮钉,12mm 和 10mm 戳卡各 1 个,5mm 戳卡 3 个,0/3 倒刺线 2 根,压疮贴,紫夹和金夹若干。

(4)仪器设备:电刀,超声刀,吸引器。

(5)体位垫:大臀垫 1 个,小方垫 2 个。

2. 术中留置尿管

(1)患者仰卧位,双腿屈曲外展。

(2)护士站在患者的右侧,打开导尿包第一层取出清洁包。清洁会阴部皮肤。打开导尿包内层,铺无菌区,第二次消毒。连接接尿袋,用镊子夹取液状石蜡棉球,润滑导尿管,置入需要的长度,见尿液时注射器注入水 10～15ml(防止尿道损伤),整理用物。

3. 摆放手术体位 采取平卧位,臀下垫臀垫,双腘窝垫小方垫,使双腿自然屈曲分开呈蛙腿状(图 18-2)。

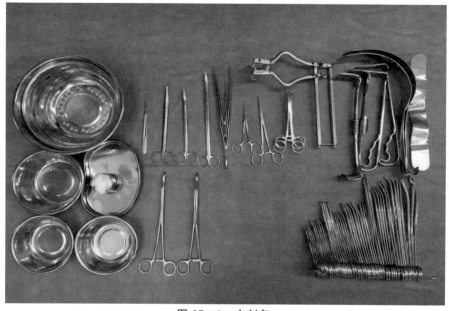

图 18 - 1　中剖包

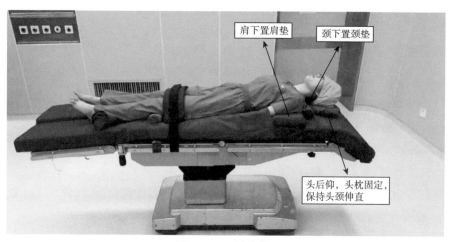

肩下置肩垫

颈下置颈垫

头后仰,头枕固定,
保持头颈伸直

图 18 - 2　平卧位

(四)器械护士术前准备

1. 摆台

(1)选择近手术区较宽敞区域铺置无菌器械台。

(2)将无菌包放置于器械车中央,检查无菌包名称、灭菌日期和包外化学指示物,包装是否完整、干燥,有无破损。

(3)打开无菌包的外层包布后,洗手护士进行外科手消毒,由巡回护士用无菌持物钳打开内层无菌单;顺序为先打开近侧,检查包内灭菌化学指示物合格后再走到对侧打开对侧,四周无菌单垂于车缘下30cm以上,并保证无菌单下缘在回风口以上。协助洗手护士穿无菌手术衣、戴无菌手套。再由巡回护士与洗手护士一对一打开无菌敷料、无菌物品。

（4）洗手护士按照器械卡片将无菌器械台面按器械物品使用顺序、频率、分类进行摆放，方便拿取物品。

2．铺单

（1）小治疗巾一块卷成球状垫于会阴部阴囊下方。

（2）切口巾 4 块依次铺好。

（3）治疗巾一块叠成长条状覆盖耻骨联合处，遮盖阴囊和阴茎，以便术中更换三腔尿管。

（4）大洞巾铺全身，上下加盖中单，保证整个手术区域 4 层以上。

3．物品清点

（1）分别在手术开始前、关闭体腔前、关闭体腔后、缝合皮肤后 4 个时刻，巡回护士与洗手护士对手术台上的所有物品清点 2 遍，准确记录。

（2）清点纱布、纱单时，要完全展开，确认纱布和钡线是否完整。

（3）清点棉球时，将药杯里的棉球全部取出，依次摆开清点，并与巡回护士共同确认药杯已空，再将棉球依次放回药杯内。

（4）注意器械的完整性：注意扣克钳的齿和镊子齿是否完整，开胸器的螺丝是否完整，缝针的针鼻儿是否完整。

（5）术中增加的物品，两人核对后及时记录。

（五）第一次手术安全核查

麻醉开始前，由手术医生主持，麻醉师、巡回护士按照《手术安全核查表》共同进行"三方"核查，医生看病历，麻醉师看医生工作站，巡回护士查看患者腕带，共同核对患者身份信息、手术方式、知情同意书、手术部位与标识，皮肤是否完整，术野皮肤准备情况，并查看影像资料、麻醉前物品准备情况等，核查无误后医生签字。

三、术中配合

（一）麻醉方法：全麻

麻醉过程中，手术室人员需陪同在患者身边，防止患者发生坠床。

（二）第二次手术安全核查

手术开始前，由麻醉师主持，手术医生、巡回护士共同进行第二次"三方"核查，再次核对患者身份信息、手术部位与标识等，无误后麻醉师签字；手术物品准备情况的核查由手术室护士执行并向手术医生和麻醉医生报告。

（三）手术步骤及配合要点

经腹腔镜根治性前列腺切除的手术步骤及配合要点见表18-1。

表 18-1　经腹腔镜根治性前列腺切除的手术步骤及配合要点

手术步骤	手术护理配合	注意事项
1. 消毒及铺巾	1. 消毒范围:两侧过腋中线,上方至剑突,下方至两大腿中部,包括阴茎、阴囊和会阴部; 2. 铺单	消毒的范围、顺序合格
2. 安置尿管	再次消毒尿道口后,插入 16♯尿管,将尿袋悬挂于手术床两侧,用治疗巾遮盖会阴部	
3. 连接管路及腔镜设备	用艾丽斯固定腔镜器械收纳袋,递腔镜用物及镜头给术者妥善固定并检测调试	保护镜头和线路
4. 制作球囊扩张器	取 16♯脑室管头端置于 8♯手套内,用 7♯线两头固定结扎并剪断手指部分,然后用 50ml 注射器往里打气,试试进出气是否通畅	注意松紧适度,既不能跑气,也不能打不进去
5. 做第一切口,切口长 10mm 切开皮肤皮下组织(脐下2cm)	1. 递皮镊夹 75%乙醇棉球消毒切口皮肤; 2. 递 11♯刀片切开皮肤,大弯钳 1 把,干纱布 1 块蘸血,高频电刀笔切开止血; 3. 递大弯血管钳 2 把,切开皮下、肌肉;递弯血管钳撑开或皮钩拉开	将开皮纱布放置污染区
6. 置入球囊扩张器,撑开腹膜后腔隙,建立腹膜后空间	递球囊扩张器。向球囊扩张器内打空气 500～700ml,停留 5 分钟放出气体,取回球囊扩张器	检查球囊扩张器的完整性
7. 建立气腹:在第 1切口置入穿刺套管;向腹膜后腔隙注入二氧化碳气体	递 10mm 穿刺套管于第 1 切口置入,用皮针、7♯线缝扎固定穿刺套管,连接二氧化碳气体输入管,注入二氧化碳气体	注意二氧化碳气体的流速和气腹压
8. 在内镜监视下于左右两侧腹直肌旁第一套管下两指水平放置 5mm 和 12mm套管,腰点做 10mm切口置入套管,右髂前上棘内侧放置5mm 套管	递 11♯刀片切开皮肤,递 12mm 和 5mm 穿刺套管,置入后用 13×34 的皮针、7♯线固定套管	/
9. 盆腔淋巴结清扫	递术者超声刀和双极电凝,递一助无损钳和吸引器	髂血管旁、闭孔神经

（续表）

手术步骤	手术护理配合	注意事项
10. 清除前列腺、膀胱颈前表面及盆内筋膜表面的脂肪结缔组织，切开盆内筋膜	1. 递超声刀、电钩、双极、分离钳； 2. 超声刀切断耻骨前列腺韧带，显露前列腺表面的背侧静脉复合体	
11. 缝扎背侧静脉复合体	递 0/3 倒刺线、腔镜针持钳子和腔镜剪刀	
12. 游离前列腺和膀胱颈	1. 牵拉双腔尿管确定前列腺于膀胱颈的连接部，用超声刀横向切开膀胱颈前壁，显露球囊，递注射器抽出球囊内盐水，将尿管退出少许，再用超声刀沿前列腺边缘扩大切口直至离断膀胱颈后壁，过程中随时准备双极止血； 2. 分离输精管和精囊； 3. 切开筋膜，分离前列腺背侧	
13. 离断前列腺尖部及尿道	将前列腺放入标本袋置于髂窝处，于术毕取出，双极止血，必要时 0/2、0/3 可吸收线缝扎止血	
14. 吻合膀胱尿道	0/3 倒刺线、腔镜剪刀、腔镜针持、腔镜分离钳吻合膀胱尿道，吻合完毕后用 50ml 注射器通过尿管向膀胱内打水，若无漏水，则将硅胶尿管置入并打好球囊	
15. 检查手术野，彻底止血，放置引流	递电凝钳将渗血点电凝止血，递 22♯ 橡胶管放置引流	引流管残端及时弃去
16. 放出腹膜后腔二氧化碳气体，取出穿刺套管	关闭体腔前清点物品数目	/
17. 缝合切口	递弯钳夹乙醇球消毒皮肤，递带齿镊、持针器夹 12×20 的圆针、7♯ 线缝合肌肉及皮下组织，13×34 的皮针、4♯ 线缝皮	/
18. 协助医生覆盖伤口	递乙醇棉球消毒切口，递伤口敷料贴	保留棉球需清点
19. 术后清点	同巡回老师核对器械卡片，清点器械并登记无误，加喷保湿剂，包好放于污器械间	器械上不能有明显血迹

(续表)

手术步骤	手术护理配合	注意事项
20. 器械护士注意事项	1. 术前检查腹腔镜用物是否齐全适用； 2. 及时清除超声刀上污渍,以保证使用； 3. 手术中用血管夹比较多,及时清点个数,及时腹腔内清点术中用于止血的小纱布,不仅数量对,且必须检查纱布的完整性； 4. 术中仔细观察手术进程准确传递手术所需要的器械	/
21. 巡回护士注意事项	1. 注意双上肢固定于躯干的两侧； 2. 合理摆放物品和仪器； 3. 调节合适的气腹压力:控制在12～15kPa； 4. 注意术中保暖	/

四、术后

(一)第三次手术安全核查

患者离开手术室前,由巡回护士主持,手术医生、麻醉师共同进行第三次"三方"核查,包括患者身份信息、实际手术方式,确认手术标本,物品清点结果,检查皮肤完整性、动静脉通路、引流管,确认患者去向等内容,无误后巡回护士签字。

(二)送患者至麻醉复苏室

安置患者胃管、尿管,去除监护线,保护静脉,将患者病号服反穿保护颈部,加盖棉被,将患者从手术床移至对接车,与麻醉师一起送至麻醉复苏室,交由麻醉护士看管。

(三)送患者回病房

1. 搬运患者时应注意患者的适宜体位及保暖。

2. 转运过程中,保持液路及各种引流管的通畅,防止脱落,严密观察患者病情变化。

3. 手术医生、麻醉医生及手术室护士带齐患者物品,并约束好患者,共同将患者安全、稳妥地送回病房,与病房护士交接患者生命体征、皮肤、引流、输血输液(麻醉师交代)等情况,经病房护士核对正确后,与手术室护士在《手术患者交接记录单》上双签字；与家属交接患者衣物等。

(四)手术病理标本管理

1. 手术中的各种标本要妥善保管,定点放置专用容器内,不得遗失。

2. 手术医生填写《病理申请单》,巡回护士填写标本存放袋,要求字迹清晰,传染标本要注明标识。

3. 手术标本要求洗手护士、手术医生、巡回护士共同核对后,手术医生在标本袋上签字确认,不可代签。

4. 洗手护士将标本放入标本箱内和《病理申请单》到指定地方固定标本,用 10% 中性甲醛缓冲液,固定液的量不少于病理标本体积的 3~5 倍,并确保标本全部置于固定液之中。

5. 洗手护士与护工共同核对标本信息,无误后双签字,将标本及《病理申请单》放到标本柜里。

6. 巡回护士在手术室交班本上填写有无标本。

(五)手术后访视

1. 向患者或家属自我介绍。

2. 询问患者及家属:对手术室工作是否满意? 有什么意见建议?

第十九章

经皮肾镜钬激光碎石(PCNL)手术护理常规

一、适应证

1. 所有需要开放手术干预的肾结石。
2. 输尿管上段 L4 以上、梗阻较重或长径＞1.5cm 的大结石。
3. 因息肉包裹及输尿管迂曲,ESWL 无效的结石。
4. 特殊型的肾结石。

二、术前准备

(一)术前访视

1. 由巡回护士于手术前一日落实。

2. 巡回护士持《手术室护理记录单》、《手术室压疮风险评估单》和《手术室术前健康宣教单》到病区护士站查阅病历,了解患者的一般情况(重点生命体征),病史,术前诊断,拟定手术名称,手术部位,手术体位,麻醉方式,既往手术史,药物过敏史,手术前医院感染检查项目结果,重要脏器的功能状态,血常规项目等。

3. 巡回护士到病房访视患者

(1)自我介绍、说明访视目的,告知手术时会陪伴患者,让患者消除紧张、恐惧心理,态度和蔼。

(2)询问患者有无过敏史,包括药物和食物、酒精碘酒、麻醉药品等;有无活动义齿及隐形眼镜;有无假肢、金属植入物、心脏起搏器等;女性是否月经期,男性患者有无前列腺增生。

(3)查看患者的血管情况;评估需要穿刺的部位,确定是否需要做深静脉穿刺。

(4)进行压疮风险评估,评分在 9 分及以上者告知其压疮风险因素及采取的措施,并请患者或家属签字。

(5)女性不化妆,不涂口红;如果指甲上涂有颜色(红、黑、蓝等),请清除,否则影响指

脉氧监测数据,影响手术。

(6)告知患者遵医嘱禁食水;明日手术室会有平车接送,请提前排空大小便,穿好病号服,将贵重物品交于家人保管。

(7)询问患者有无其他手术护理相关疑问并给予解释。

(8)发放《术前健康宣教单》。

(二)接患者至手术床

1. 由手术室护士于手术当日推平车(或轮椅)到病房接患者。

2. 手术室护士持《手术患者交接记录单》,病区护士持患者病历与患者共同查看"腕带"进行身份确认,询问是否禁食水,有无发热,贵重物品交于家属。手术室护士与病区护士共同查看皮肤清洁情况、有无手术部位标识,患者皮肤的完整性;交接有无术中用药,检查并携带影像资料、腹带、病历等,并在《手术患者交接记录单》上签字,为患者佩戴手术间号码牌后送往手术等待室;转运途中,平车固定护栏,保证患者安全,并注意保暖。

3. 巡回护士、器械护士在等待室接患者,问候安慰患者,介绍自己将陪伴患者手术,再次核对患者病历、腕带进行身份确认。

4. 准备室护士或巡回护士建立静脉通路(一般用 20 号静脉留置针)。贴膜固定,标记留置时间。接至手术间并安全平移到手术床上。

5. 有术前用药(抗生素)者,核对皮试结果、身份信息无误后及时输注,开皮前 30 分钟至 1 小时输注完毕。

(三)巡回护士术前准备

1. 物品准备

(1)器械敷料:电镜包(图 19 - 1)、PCNL 专用器械、腹口、手术衣。

(2)一次性物品:手套、液状石蜡、F16 尿管、尿管引流袋、导线套护皮膜、3L 生理盐水、7 号丝线、10×28 三角针、5 号 D - J 管、F5 输尿管导管。

(3)灌洗液的选择:在经皮肾镜手术中,为保持内窥镜视野清晰,需要大量的灌洗液,灌洗液的成分及温度对机体的水、电解质内环境平衡的维持有严重的影响,易造成水中毒及低钠血症。选用加热至接近人体温度(37℃)的静脉用生理盐水作为灌洗液,以减少机体温度的过度下降,不致使患者感到发冷,出现寒战。

(4)其他:体位垫、皮肤减压贴、膀胱截石位腿架。

(5)俯卧位体位垫:方垫 2 个,大厚枕 1 个。

2. 留置尿管 于手术完成后连接接尿袋,用镊子夹取液状石蜡棉球,润滑导尿管,置入需要的长度,见尿液时注射器注入水 10～15ml(防止尿道损伤),整理用物。

3. 摆放手术体位 截石位(图 19 - 2)和俯卧位(图 19 - 3)。

(1)膀胱截石位:①输液的上肢外展＜90°;②双腿放在腿架上,两腿间夹角为 60°～90°,腿架高度为患者大腿长度的 2/3;③患者臀下可以垫一次性康护垫,避免床单被浸湿;④放平双腿时,应分开放下,避免回心血量锐减。

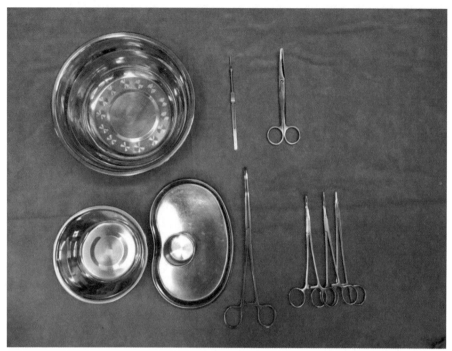

图 19-1 电镜包

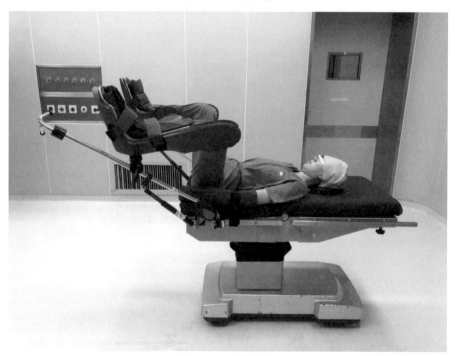

图 19-2 截石位

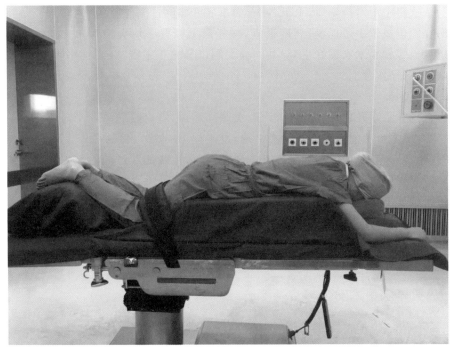

图 19 - 3　俯卧位

(2)俯卧位:①在摆放俯卧位前应给患者受压部位贴上减压贴;②眼部贴敷贴,保护角膜;③翻动体位时维持脊柱水平位;④摆好体位后,注意观察乳腺或生殖器有无受压;⑤检查各管道是否移位。

(四)器械护士术前准备

1. 摆台

(1)选择近手术区较宽敞区域铺置无菌器械台。

(2)将无菌包放置于器械车中央,检查无菌包名称、灭菌日期和包外化学指示物,包装是否完整、干燥,有无破损。

(3)打开无菌包的外层包布后,洗手护士进行外科手消毒,由巡回护士用无菌持物钳打开内层无菌单;顺序为先打开近侧,检查包内灭菌化学指示物合格后再走到对侧打开对侧,四周无菌单垂于车缘下 30cm 以上,并保证无菌单下缘在回风口以上。协助洗手护士穿无菌手术衣、戴无菌手套。再由巡回护士与洗手护士一对一打开无菌敷料、无菌物品。

(4)洗手护士按照器械卡片将无菌器械台面按器械物品使用顺序、频率、分类进行摆放,方便拿取物品。

2. 铺单

(1)患者腹侧和背侧各一个 1/3 对折小治疗巾,然后铺 4 块小治疗巾,1/3 对折,传递时包裹双手,避免污染,先铺下侧治疗巾,再到对侧铺对侧治疗巾,再到近侧依次铺头侧、近侧治疗巾,充分暴露手术野。

(2)依次将中单对折切口,上下各一,中单展开腹侧背侧前后各一个。

(3)在腿侧放置手术托盘,高度适宜,往托盘上铺置一块大治疗巾,然后洗手护士与手术医生(已穿好手术衣戴好手套)共同铺大洞巾暴露手术野,共同铺中单3块分别于切口上、切口下、操作台上。

3. 物品清点

(1)分别在手术开始前、关闭体腔前、关闭体腔后、缝合皮肤后4个时刻,巡回护士与洗手护士对手术台上的所有物品清点2遍,准确记录。

(2)清点纱布、纱单时,要完全展开,确认纱布和钡线是否完整。

(3)清点棉球时,将药杯里的棉球全部取出,依次摆开清点,并与巡回共同确认药杯已空,再将棉球依次放回药杯内。

(4)注意器械的完整性:注意扣克钳的齿和镊子齿是否完整,开胸器的螺丝是否完整;缝针的针鼻儿是否完整。

(5)术中增加的物品,两人核对后及时记录。

(五)第一次手术安全核查

麻醉开始前,由手术医生主持,麻醉师、巡回护士按照《手术安全核查表》共同进行"三方"核查,医生看病历,麻醉师看医生工作站,巡回护士查看患者腕带,共同核对患者身份信息、手术方式、知情同意书、手术部位与标识,皮肤是否完整,术野皮肤准备情况,并查看影像资料、麻醉前物品准备情况等,核查无误后医生签字。

三、术中配合

(一)麻醉方法:全麻

麻醉过程中,手术室人员需陪同在患者身边,防止患者发生坠床。

(二)第二次手术安全核查

手术开始前,由麻醉师主持,手术医生、巡回护士共同进行第二次"三方"核查,再次核对患者身份信息、手术部位与标识等,无误后麻醉师签字;手术物品准备情况的核查由手术室护士执行并向手术医生和麻醉医生报告。

(三)手术步骤及配合要点

输尿管镜置管:在截石位下通过输尿管镜在患侧输尿管内插入输尿管导管,以刚进入肾盂为最佳,将导管固定在导尿管上,改俯卧位。

经皮肾镜钬激光碎石(PCNL)的手术步骤及配合要点见表19-1。

表 19-1 经皮肾镜钬激光碎石(PCNL)的手术步骤及配合要点

麻醉方法	全身麻醉
手术配合	1. 建立静脉通路,安置手术体位:在上肢建立一条通畅的静脉通路,配合做好心电监护和气管插管全身麻醉。摆好截石位(体位在传统膀胱截石位的基础上进行了改进,摆放时支腿架放低,高度为 15～20cm,向床尾倾斜并向床两侧稍微外展,外展角度<60°,以防腓总神经受压损伤)。通过输尿管镜在手术侧输尿管逆行插入 F7 输尿管导管,目的是术中注水形成人工肾积水,以利于穿刺,并留置尿管接袋。然后采取俯卧位、肾区腹侧软枕垫高 30°,胸部放置一软枕,头脚稍低,双手自然放于头侧,头下垫一软头圈并偏向一侧,1 小时后应将头转向另一侧,防止面部器官受压损伤。 2. 消毒铺巾:常规消毒铺巾后,在患侧肾区粘贴 3 个护皮膜。 3. 检查摄像系统和光源系统:迅速接好各种导线及导水管,调整好灌注泵的频率和水压力及空气压缩机的压力。碎石采用 EMSⅢ代气压弹道超声碎石机——Swiss Litho Clast Master,气压弹道能量设为 100%,频率设为 12Hz,超声能量设为 70%,占空比设为 70%。随时调节灌洗液的流量和水压,流量和压力太小(流量<200ml/min,压力<13.5kPa),常会造成肾镜视野不清,影响器械操作,而流量和压力过大(流量>400ml/min,压力>37.0kPa),又会造成结石被灌洗液冲击,使其位置不易固定,而不利于取石。 4. 灌洗液的连接:将 3L 生理盐水灌洗液悬挂于输液架上,用无菌冲洗管一端连接灌洗液,经过水压灌注泵,另一端连接于肾镜的进水阀门开关上。 5. 使用 4.5MHz 的 B 超穿刺探头检查,穿刺点一般选择在 12 肋下或 11 肋间、肩胛下角线至腋后线范围。B 超引导下沿穿刺线将 17.5G 穿刺针置入肾盏后组,拔出针芯,助手向留置的输尿管导管内注入无菌生理盐水,形成"人工肾积液",见尿液溢出。如无尿液溢出,则自针鞘向肾内注水,如推注无阻力并在 B 超监视下见液体进入肾盏,说明针鞘远端位于肾盏内;如推注有阻力,则应在 B 超监测下调整穿刺针的深度。自针鞘置入 0.9mm(0.035in)斑马导丝,退出针鞘。首先用筋膜扩张器扩张至 F16,保留导丝和 F16 Peel-away 鞘,输尿管镜观察 Peel-away 鞘是否位于肾盏内,若 Peel-away 鞘未进入肾盏,则将输尿管镜沿导丝置入肾盏内,再将 Peel-away 鞘沿输尿管镜推入肾盏。然后将套叠式金属扩张器安装至 F16,通过导丝将 Peel-away 鞘置入肾盏,退出 Peel-away 鞘,套叠式扩张至 F22,沿扩张器将 F24 肾镜外鞘推入肾盏,保留导丝和肾镜外鞘,拔出套叠式扩张器,置入 F20.8 肾镜,寻找结石。一般首先用直径 3mm 中空的超声探针边粉碎结石边将碎石吸出体外。如结石硬度较高,则改用直径 1.5mm 气压弹道探针将结石碎成小块,再用超声碎石系统将结石进一步粉碎吸出。最后顺行向输尿管内置入 F4 或 5D-J 管,留置 F20 肾造瘘管,退出镜鞘,缝扎造瘘管。 6. 手术结束,关闭显示器、冷光源、摄像机、B 超机、水压灌注泵、空气压缩机、气压弹道联合超声碎石机,拔出电源,妥善放置各种导线及冲洗管。术后搬动患者上床时,注意避免造瘘管移位及脱落,以免造成出血,将患者安全送回病房。 7. 术后清点。同巡回老师核对器械卡片,清点器械并登记无误,加喷保湿剂,包好放于污器械间。器械上不能有明显血迹。

(续表)

注意事项	1. 保护眼角膜:涂氯霉素眼膏。全身麻醉患者全身肌肉松弛,摆放体位时各关节保护好,以免发生脱位。俯卧位时注意面部的保护,避免长时间受压,应将头部置于适宜的头圈上,并定期更换方向。 2. 患者的保温术:中为了术野的清晰需不断地向体内灌注生理盐水,循环的液体不断地带走患者体内的热量。为了避免患者体温明显下降,应采取有效的保温措施:非手术区加盖小棉被;热水袋包裹好,置于大血管处与身体的两侧,但应避免烫伤。 3. 为了保证术野的清晰,术中应保证生理盐水的连续灌注,灌注的压力设置在35kPa,流速为350ml/min。 4. 术中随时做好急救准备,注意患者有何不适,及时观察尿液及灌注液的颜色,出血多时遵医嘱用好止血药或中止手术。巡回护士注意密切观察患者呼吸、脉搏、血压、心电图、血氧饱和度、灌洗液的出入量等,及时观察患者有无稀释性低钠血症的征象。 5. 弹道与超声功率的设置:弹道的能量输出为100%,使用连续冲击波模式;超声的能量输出为70%,占空比为70%。 6. 使用超声吸引时,一定要吸引有效,以确保超声碎石的效果与超声探针的保护。 7. 仪器的保护:肾镜使用时应轻拿轻放,用后擦干上油;超声手柄与探针连接要紧密,以保证超声的有效传递;空气加压泵用后将余气放净,以免残留空气中的水分对仪器产生损伤;各导线用后擦净盘曲放置,勿折弯。 8. 仪器与管道使用前应彻底消毒灭菌,使用前应用无菌生理盐水反复冲洗,用后刷洗干净,管腔内保持干燥。 9. 术终,搬动患者要注意各种引流管的保护,以免脱出。

四、术后

(一)第三次手术安全核查

患者离开手术室前,由巡回护士主持,手术医生、麻醉师共同进行第三次"三方"核查,包括患者身份信息、实际手术方式,确认手术标本,物品清点结果,检查皮肤完整性、动静脉通路、引流管,确认患者去向等内容,无误后巡回护士签字。

(二)送患者至麻醉复苏室

安置患者胃管、尿管,去除监护线,保护静脉,将患者病号服反穿保护颈部,加盖棉被,将患者从手术床移至对接车,与麻醉师一起送至麻醉复苏室,交由麻醉护士看管。

(三)送患者回病房

1. 搬运患者时应注意患者的适宜体位及保暖。

2. 转运过程中,保持液路及各种引流管的通畅,防止脱落,严密观察患者病情变化。

3. 手术医生、麻醉医生及手术室护士带齐患者物品,并约束好患者,共同将患者安全、稳妥地送回病房,与病房护士交接患者生命体征、皮肤、引流、输血输液(麻醉师交代)等情况,经病房护士核对正确后,与手术室护士在《手术患者交接记录单》上双签字;与家属交接患者衣物等。

(四)手术病理标本管理

1. 手术中的各种标本要妥善保管,定点放置专用容器内,不得遗失。

2. 手术医生填写《病理申请单》,巡回护士填写标本存放袋,要求字迹清晰,传染标本要注明标识。

3. 手术标本要求洗手护士、手术医生、巡回护士共同核对后,手术医生在标本袋上签字确认,不可代签。

4. 洗手护士将标本放入标本箱内和《病理申请单》到指定地方固定标本,用10%中性甲醛缓冲液,固定液的量不少于病理标本体积的3~5倍,并确保标本全部置于固定液之中。

5. 洗手护士与护工共同核对标本信息,无误后双签字,将标本及《病理申请单》放到标本柜里。

6. 巡回护士在手术室交班本上填写有无标本。

(五)手术后访视

1. 向患者或家属自我介绍。

2. 询问患者及家属:对手术室工作是否满意? 有什么意见建议?

第二十章

经尿道前列腺电切(TURP) 手术护理常规

一、适应证

经尿道前列腺切除术的适应证和开放性手术相同。

1. 有明显的前列腺综合征,即前列腺增生引起的膀胱刺激症状及膀胱出口梗阻症状,例如尿频、排尿困难、膀胱残余尿量增多及尿潴留等。

2. 尿流率检查异常,尿量在 150ml 以上,最大尿流率<10ml/s。

3. 梗阻引起上尿路积水和肾功能损害。

4. 梗阻致反复尿路感染、血尿、继发膀胱结石、腹股沟疝等。

5. 高压冲洗方式下行电切术,宜在 60～90 分钟内完成切除的中等度(<60g)腺瘤。

二、术前准备

(一)术前访视

1. 由巡回护士于手术前一日落实。

2. 巡回护士持《手术室护理记录单》、《手术室压疮风险评估单》和《手术室术前健康宣教单》到病区护士站查阅病历,了解患者的一般情况(重点生命体征),病史,术前诊断,拟定手术名称,手术部位,手术体位,麻醉方式,既往手术史,药物过敏史,手术前医院感染检查项目结果,重要脏器的功能状态,血常规项目等。

3. 巡回护士到病房访视患者

(1)自我介绍、说明访视目的,告知手术时会陪伴患者,让患者消除紧张、恐惧心理,态度和蔼。

(2)询问患者有无过敏史,包括药物和食物、酒精碘酒、麻醉药品等;有无活动义齿及隐形眼镜;有无假肢、金属植入物、心脏起搏器等。

(3)查看患者的血管情况;评估需要穿刺的部位,确定是否需要做深静脉穿刺。

(4)进行压疮风险评估,评分在 9 分及以上者告知其压疮风险因素及采取的措施,并

请患者或家属签字。

(5)告知患者遵医嘱禁食水;明日手术室会有平车接送,请提前排空大小便,穿好病号服,将贵重物品交于家人保管。

(6)询问患者有无其他手术护理相关疑问并给予解释。

(7)发放《术前健康宣教单》。

(二)接患者至手术床

1. 由手术室护士于手术当日推平车(或轮椅)到病房接患者。

2. 手术室护士持《手术患者交接记录单》,病区护士持患者病历与患者共同查看"腕带"进行身份确认,询问是否禁食水,有无发热,贵重物品交于家属。手术室护士与病区护士共同查看皮肤清洁情况、有无手术部位标识,患者皮肤的完整性;交接有无术中用药,检查并携带影像资料、腹带、病历等,并在《手术患者交接记录单》上签字,为患者佩戴手术间号码牌后送往手术等待室;转运途中,平车固定护栏,保证患者安全,并注意保暖。

3. 巡回护士、器械护士在等待室接患者,问候安慰患者,介绍自己将陪伴患者手术,再次核对患者病历、腕带进行身份确认。

4. 准备室护士或巡回护士建立静脉通路(一般用20号静脉留置针)。贴膜固定,标记留置时间。接至手术间并安全平移到手术床上。

5. 有术前用药(抗生素)者,核对皮试结果、身份信息无误后及时输注,开皮前30分钟至1小时输注完毕。

(三)巡回护士术前准备

1. 物品准备

(1)器械、敷料:电切器械包(图20-1)、手术衣、电切镜一套(包括30°镜子、封闭鞘、可旋转外管鞘、内管鞘、被动式工作把手、电切环)。

(2)一次性物品:手套、导线套、一次性灌注连接管、截石位腿套、20ml注射器、20号三腔硅胶导尿管、无菌液状石蜡、冲洗器、引流袋、软血器(冲洗用)。

(2)电切灌注液:电切冲洗液。

(3)无菌器械、敷料包:电镜包(图20-1)、中单、手术衣。

(4)仪器设备:电切镜,吸引器。

2. 留置尿管　待手术完成后连接接尿袋,用镊子夹取液状石蜡棉球,润滑导尿管,置入需要的长度,见尿液时注射器注入水10~15ml(防止尿道损伤),整理用物。

3. 摆放手术体位　截石位,臀部应越过床沿5~10cm(图20-2)。

(1)输液的上肢外展<90°。

(2)双腿放在腿架上,两腿间夹角为60°~90°,腿架高度为患者大腿长度的2/3。

（3）患者臀下可以垫一次性康护垫，避免床单被浸湿。

（4）放平双腿时，应分开放下，避免回心血量锐减。

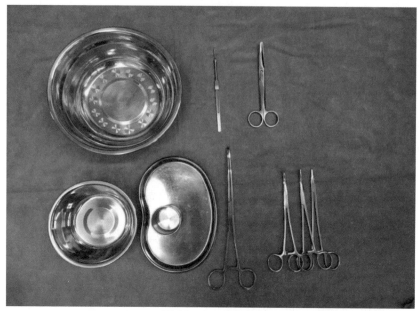

图 20-1　电镜包

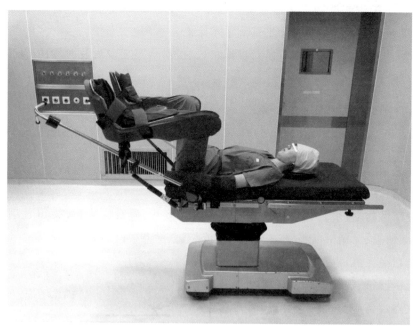

图 20-2　截石位，臀部应越过床沿 5～10cm

（四）器械护士术前准备

1. 摆台

（1）选择近手术区较宽敞区域铺置无菌器械台。

(2)将无菌包放置于器械车中央,检查无菌包名称、灭菌日期和包外化学指示物,包装是否完整、干燥,有无破损。

(3)打开无菌包的外层包布后,洗手护士进行外科手消毒,由巡回护士用无菌持物钳打开内层无菌单;顺序为先打开近侧,检查包内灭菌化学指示物合格后再走到对侧打开对侧,四周无菌单垂于车缘下 30cm 以上,并保证无菌单下缘在回风口以上。协助洗手护士穿无菌手术衣、戴无菌手套。再由巡回护士与洗手护士一对一打开无菌敷料、无菌物品。

(4)洗手护士按照器械卡片将无菌器械台面按器械物品使用顺序、频率、分类进行摆放,方便拿取物品。

2. 铺单

(1)方巾 1/3 折置臀下。

(2)套腿套。

(3)4 块治疗巾菱形铺置。

(4)铺腹口 S 形折叠于耻骨联合处。

(5)两中单对折铺腿架。

3. 物品清点

(1)分别在手术开始前、关闭体腔前、关闭体腔后、缝合皮肤后 4 个时刻,巡回护士与洗手护士对手术台上的所有物品清点 2 遍,准确记录。

(2)清点纱布、纱单时,要完全展开,确认纱布和钡线是否完整。

(3)清点棉球时,将药杯里的棉球全部取出,依次摆开清点,并与巡回护士共同确认药杯已空,再将棉球依次放回药杯内。

(4)注意器械的完整性:注意扣克钳的齿和镊子齿是否完整,开胸器的螺丝是否完整;缝针的针鼻儿是否完整。

(5)术中增加的物品,两人核对后及时记录。

(五)第一次手术安全核查

麻醉开始前,由手术医生主持,麻醉师、巡回护士按照《手术安全核查表》共同进行"三方"核查,医生看病历,麻醉师看医生工作站,巡回护士查看患者腕带,共同核对患者身份信息、手术方式、知情同意书、手术部位与标识,皮肤是否完整,术野皮肤准备情况,并查看影像资料、麻醉前物品准备情况等,核查无误后医生签字。

三、术中配合

(一)麻醉方法:全麻

麻醉过程中,手术室人员需陪同在患者身边,防止患者发生坠床。

(二)第二次手术安全核查

手术开始前,由麻醉师主持,手术医生、巡回护士共同进行第二次"三方"核查,再次核对患者身份信息、手术部位与标识等,无误后麻醉师签字;手术物品准备情况的核查由手术室护士执行并向手术医生和麻醉医生报告。

(三)手术步骤及配合要点

经尿道前列腺电切(TURP)的手术步骤及配合要点见表 20-1。

表 20-1　经尿道前列腺电切(TURP)的手术步骤及配合要点

麻醉方法	全身麻醉
手术配合	1. 麻醉前建立静脉通路,麻醉平面确定后摆截石位。电刀负极板紧密粘贴在患者骶后,调节好电刀的功率,脚踏板置于术者的右侧。 2. 常规消毒铺巾,正确连接电切镜,涂无菌石蜡油备用。 3. 导光纤维与电缆线套保护套,摄像镜头套保护套,各自与仪器正确连接并依次接通电源。灌注连接管同时连接两袋灌注液,灌注液的高度应离床面 25～30cm,保持一定的压力,持续冲洗,以保持术野清晰。 4. 提起阴茎经尿道缓慢置入电切镜,首先观察膀胱的情况,注意有无憩室、肿瘤和结石,观察三角区和左右输尿管口位置与增大腺体的关系。观察尿道内口形态、前列腺、尿道长度、精阜、侧叶与精阜的关系。 5. 观察清楚后进行电切。电切的过程中要保持灌注液的持续灌注,以保证术野的清晰。灌注液最好加热至 30～40℃,无条件者可在室温下存放半小时。因低温灌注液对心血管系统的影响很大,加温后可减少心血管并发症。有文献报道经尿道前列腺电切(TURP)术后主要死亡原因为心血管并发症。 6. 密切观察病情,警惕电切综合征(TURS)的发生。 7. 腺体切除后吸出切除的组织。然后观察是否有出血并彻底止血,检查排尿控制情况。 8. 留置导尿管与无菌尿袋相接,收集切除的组织送病理。 9. 协助患者穿好衣裤后送回病房。
注意事项	1. 前列腺电切的患者多为老年患者,因此应做好心理护理、皮肤护理。术前详细了解有无心血管及其他系统的疾病。 2. 使用电刀时应注意防止电烫伤。 3. TURS 是 TURP 最危险的并发症,严重者可引起死亡,应严密观察病情,及时发现 TURS。 4. 术中随时观察电切功率大小:一般功率为 90W,电凝功率 70W,球状电极电凝功率 100W。 5. 术中及时更换电切液,保持术野的清晰。 6. 各种导光纤维用后擦拭干净盘曲好,不可打折成角。 7. 镜子等精密仪器应轻拿轻放,避免震动,术后吹干干燥保存。

四、术后

(一)第三次手术安全核查

患者离开手术室前,由巡回护士主持,手术医生、麻醉师共同进行第三次"三方"核查,包括患者身份信息、实际手术方式,确认手术标本,物品清点结果,检查皮肤完整性、动静脉通路、引流管,确认患者去向等内容,无误后巡回护士签字。

(二)送患者至麻醉复苏室

安置患者胃管、尿管,去除监护线,保护静脉,将患者病号服反穿保护颈部,加盖棉被,将患者从手术床移至对接车,与麻醉师一起送至麻醉复苏室,交由麻醉护士看管。

(三)送患者回病房

1. 搬运患者时应注意患者的适宜体位及保暖。

2. 转运过程中,保持液路及各种引流管的通畅,防止脱落,严密观察患者病情变化。

3. 手术医生、麻醉医生及手术室护士带齐患者物品,并约束好患者,共同将患者安全、稳妥地送回病房,与病房护士交接患者生命体征、皮肤、引流、输血输液(麻醉师交代)等情况,经病房护士核对正确后,与手术室护士在《手术患者交接记录单》上双签字;与家属交接患者衣物等。

(四)手术病理标本管理

1. 手术中的各种标本要妥善保管,定点放置专用容器内,不得遗失。

2. 手术医生填写《病理申请单》,巡回护士填写标本存放袋,要求字迹清晰,传染标本要注明标识。

3. 手术标本要求洗手护士、手术医生、巡回护士共同核对后,手术医生在标本袋上签字确认,不可代签。

4. 洗手护士将标本放入标本箱内和《病理申请单》到指定地方固定标本,用10%中性甲醛缓冲液,固定液的量不少于病理标本体积的3~5倍,并确保标本全部置于固定液之中。

5. 洗手护士与护工共同核对标本信息,无误后双签字,将标本及《病理申请单》放到标本柜里。

6. 巡回护士在手术室交班本上填写有无标本。

(五)手术后访视

1. 向患者或家属自我介绍。

2. 询问患者及家属:对手术室工作是否满意? 有什么意见建议?

第二十一章

食管癌根治手术护理常规

一、适应证

1. 凡肿瘤在Ⅲ期以下、无远处转移或其他禁忌证者,均应进行手术治疗。

2. 肿瘤的长度不应作为考虑手术的主要因素,须结合肿瘤对食管轴线的影响及食管病变周围软组织包块情况等全面考虑。对于上胸段病变超过8cm、中胸段超过10cm者先做术前半量放疗可以提高切除率。

3. 锁骨上淋巴结转移并非手术禁忌证。若肿瘤范围不大,手术时可将锁骨上淋巴结一并切除,术后再给予颈部及纵隔放疗。

二、术前准备

(一)术前访视

1. 由巡回护士于手术前一日落实。

2. 巡回护士持《手术室护理记录单》、《手术室压疮风险评估单》和《手术室术前健康宣教单》到病区护士站查阅病历,了解患者的一般情况(重点生命体征),病史,术前诊断,拟定手术名称,手术部位,手术体位,麻醉方式,既往手术史,药物过敏史,手术前医院感染检查项目结果,重要脏器的功能状态,血常规项目等。

3. 巡回护士到病房访视患者

(1)自我介绍、说明访视目的,告知手术时会陪伴患者,让患者消除紧张、恐惧心理,态度和蔼。

(2)询问患者有无过敏史,包括药物和食物、酒精碘酒、麻醉药品等;有无活动义齿及隐形眼镜;有无假肢、金属植入物、心脏起搏器等;女性是否月经期,男性患者有无前列腺增生。

(3)查看患者的血管情况;评估需要穿刺的部位,确定是否需要做深静脉穿刺。

（4）进行压疮风险评估，评分在 9 分及以上者告知其压疮风险因素及采取的措施，并请患者或家属签字。

（5）女性不化妆，不涂口红；如果指甲上涂有颜色（红、黑、蓝等），请清除，否则影响指脉氧监测数据，影响手术。

（6）告知患者遵医嘱禁食水；明日手术室会有平车接送，请提前排空大小便，穿好病号服，将贵重物品交于家人保管。

（7）询问患者有无其他手术护理相关疑问并给予解释。

（8）发放《术前健康宣教单》。

（二）接患者至手术床

1. 由手术室护士于手术当日推平车（或轮椅）到病房接患者。

2. 手术室护士持《手术患者交接记录单》，病区护士持患者病历与患者共同查看"腕带"进行身份确认，询问是否禁食水，有无发热，贵重物品交于家属。手术室护士与病区护士共同查看皮肤清洁情况、有无手术部位标识，患者皮肤的完整性；交接有无术中用药，检查并携带影像资料、胸带、病历等，并在《手术患者交接记录单》上签字，为患者佩戴手术间号码牌后送往手术等待室；转运途中，平车固定护栏，保证患者安全，并注意保暖。

3. 巡回护士、器械护士在等待室接患者，问候安慰患者，介绍自己将陪伴患者手术，再次核对患者病历、腕带进行身份确认。

4. 准备室护士或巡回护士建立静脉通路（一般用 20 号静脉留置针）。贴膜固定，标记留置时间。接至手术间并安全平移到手术床上。

5. 有术前用药（抗生素）者，核对皮试结果、身份信息无误后及时输注，开皮前 30 分钟至 1 小时输注完毕。

（三）巡回护士术前准备

1. 物品准备

（1）一次性物品：1♯、4♯、7♯慕丝线，6×14 圆针，7×17 圆针，13×34 圆针、角针各 2 套，吸引器管（2 套），吸引器头（防堵吸引器头和普通头各 1 个），钡线纱布，大纱单，导尿包，28 号和 32 号引流管，胸科延长管，清洁片，明胶海绵，灯把套，45×45 切口贴膜，45×9 贴膜（杂物袋），20ml 以及 5ml 注射器各 1 个，伤口敷料贴等。

（2）无菌器械、敷料包：盆，食管包（图 21－1），中单×2，胸口，手术衣。

（3）高值物品：长电刀，超声刀头，止血材料，皮钉，压疮贴，血管吻合线（备用），骨蜡（备用）。

（4）仪器设备：电刀，超声刀，吸引器。

（5）侧卧位体位垫：腋垫 1 个，小方垫 3 个，大厚枕 1 个；前后挡 2 套，上肢板 1 套。

2. 摆放手术体位 采取侧卧位（图 21－2）。

（1）取健侧卧，头下置头枕，高度平下侧肩高，使颈椎处于水平位置。腋下距肩峰 10cm 处垫胸垫。

（2）术侧上肢屈曲呈抱球状，置于可调节托手架上，远端关节稍低于近端关节；下侧上肢外展于托手板上,远端关节高于近端关节,共同维持胸廓自然舒展。

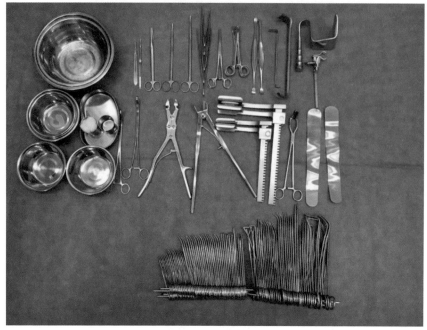

图 21 - 1 食管包

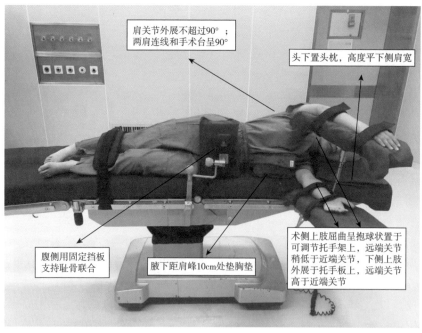

图 21 - 2 侧卧位

（3）肩关节外展或上举不超过 90°;两肩连线与手术台呈 90°。

（4）腹侧用固定挡板支持耻骨联合,背侧用挡板固定骶尾部或肩胛区,离手术野至少 15cm,共同维持患者 90°侧卧位。

(5)双下肢约 45°自然屈曲,前后分开放置,保持两腿呈跑步时姿态屈曲位。两腿间用支撑垫承托上侧下肢。小腿及双上肢用约束带固定。

3. 留置尿管

(1)患者仰卧位,双腿屈曲外展。

(2)护士站在患者的右侧,打开导尿包第一层取出清洁包。清洁会阴部皮肤。打开导尿包内层,铺无菌区,第二次消毒。连接接尿袋,用镊子夹取液状石蜡棉球,润滑导尿管,置入需要的长度,见尿液时注射器注入水 10~15ml(防止尿道损伤),整理用物。

(3)如患者有前列腺增生,尿管不易置入,请泌尿外科医生协助。

(四)器械护士术前准备

1. 摆台

(1)选择近手术区较宽敞区域铺置无菌器械台。

(2)将无菌包放置于器械车中央,检查无菌包名称、灭菌日期和包外化学指示物,包装是否完整、干燥,有无破损。

(3)打开无菌包的外层包布后,洗手护士进行外科手消毒,由巡回护士用无菌持物钳打开内层无菌单;顺序为先打开近侧,检查包内灭菌化学指示物合格后再走到对侧打开对侧,四周无菌单垂于车缘下 30cm 以上,并保证无菌单下缘在回风口以上。协助洗手护士穿无菌手术衣、戴无菌手套。再由巡回护士与洗手护士一对一打开无菌敷料、无菌物品。

(4)洗手护士按照器械卡片将无菌器械台面按器械物品使用顺序、频率、分类进行摆放,方便拿取物品。

2. 铺单

(1)患者腹侧和背侧各一个 1/3 对折小治疗巾,然后铺 4 块小治疗巾,1/3 对折,传递时包裹双手,避免污染,先铺下侧治疗巾,再到对侧铺对侧治疗巾,再到近侧依次铺头侧、近侧治疗巾,充分暴露手术野。

(2)依次将中单对折切口,上下各一,中单展开腹侧背侧前后各一个。

(3)在腿侧放置手术托盘,高度适宜,往托盘上铺置一块大治疗巾,然后洗手护士与手术医生(已穿好手术衣戴好手套)共同铺大洞巾暴露手术野,共同铺中单 3 块分别切口上、切口下、操作台上。

3. 物品清点

(1)分别在手术开始前、关闭体腔前、关闭体腔后、缝合皮肤后 4 个时刻,巡回护士与洗手护士对手术台上的所有物品清点 2 遍,准确记录。

(2)清点纱布、纱单时,要完全展开,确认纱布和钡线是否完整。

(3)清点棉球时,将药杯里的棉球全部取出,依次摆开清点,并与巡回护士共同确认药杯已空,再将棉球依次放回药杯内。

(4)注意器械的完整性:注意扣克钳的齿和镊子齿是否完整,开胸器的螺丝是否完整;缝针的针鼻儿是否完整。

(5)术中增加的物品,两人核对后及时记录。

(五)第一次手术安全核查

麻醉开始前,由手术医生主持,麻醉师、巡回护士按照《手术安全核查表》共同进行"三方"核查,医生看病历,麻醉师看医生工作站,巡回护士查看患者腕带,共同核对患者身份信息、手术方式、知情同意书、手术部位与标识,皮肤是否完整,术野皮肤准备情况,并查看影像资料、麻醉前物品准备情况等,核查无误后医生签字。

三、术中配合

(一)麻醉方法:全麻

麻醉过程中,手术室人员需陪同在患者身边,防止患者发生坠床。

(二)第二次手术安全核查

手术开始前,由麻醉师主持,手术医生、巡回护士共同进行第二次"三方"核查,再次核对患者身份信息、手术部位与标识等,无误后麻醉师签字;手术物品准备情况的核查由手术室护士执行并向手术医生和麻醉医生报告。

(三)手术步骤及配合要点

食管癌根治的手术步骤及配合要点见表 21 - 1。

表 21 - 1　食管癌根治的手术步骤及配合要点

手术步骤	手术护理配合	注意事项
1. 消毒及铺巾	1. 消毒范围:前后过正中线,上至肩及上臂上 1/3 ,下过肋缘;包括同侧腋窝; 2. 递消毒钳夹消毒垫蘸 2% 碘酒一遍,75% 乙醇 2 遍消毒手术区域皮肤; 3. 铺单	1. 消毒的范围、顺序合格; 2. 碘酒、乙醇待干; 3. 按照二(四)2 要求铺单
2. 经左后外侧切口进入胸腔	1. 递 45×45 贴膜,粘贴手术区域皮肤; 2. 递皮镊夹 75% 乙醇棉球消毒切口皮肤; 3. 递 23♯ 刀切开皮肤,递大弯血管钳 2 把、皮镊、高频电刀笔切开皮下、肌肉; 4. 递肩甲拉钩拉起肩胛骨,电刀切开、骨膜剥离子剥离肋骨骨膜; 5. 备肋骨剪和骨蜡去肋骨,递方头咬骨钳咬平肋骨残端,13×34 圆针、7 号线缝扎; 6. 切口止血,用 2 块干纱单保护切口	1. 切皮肤的刀片卸下放置污染区; 2. 备好骨蜡

（续表）

手术步骤	手术护理配合	注意事项
3. 探查胸腔,检查胸主动脉旁是否有淋巴结转移及粘连	递生理盐水碗,主刀医生及手术一助将手蘸湿探查胸腔	将开皮纱布放置污染区
4. 将肺向前方牵开,暴露后纵隔	递长镊夹持湿纱单覆盖左肺,压肠板折弯将肺叶牵开	/
5. 于膈上纵行切开纵隔胸膜,游离牵引食管及迷走神经,暴露食管下段	递环钳和长电刀剪开胸膜,递深弯钳游离并夹出血点、7 号丝线结扎;大弯钳将食管带穿过食管做牵引	食管带长度约 25cm,须湿润
6. 于食管裂孔左前方打开膈肌	递大弯钳和长电刀将切口扩大,将膈肌缝扎悬吊暴露腹腔	备 4/7 号钳带线,备 13×34 圆针 7 号线
7. 游离大网膜、胃	1. 湿纱布将胃从膈肌切口提出,递大弯钳、长剪刀剪断胃大弯处大网膜,7 号钳带线结扎;处理大网膜也可用超声刀; 2. 处理胃左动脉,递深弯钳分离钳夹,长剪刀剪断,双 7 号钳带线结扎,单 7 号线结扎加固或缝扎; 3. 向左分离胃短韧带并处理胃短动脉;分离胃膈韧带;向右分离胃结肠韧带至幽门下(保留胃网膜右动脉血管弓),准备深部器械;备超声刀; 4. 处理小网膜,大弯钳钳夹止血,7 号线结扎; 5. 再次游离幽门部	1. 注意用湿纱布保护胃、脾及脾血管; 2. 备好双 7 号钳带线; 3. 备好 1/4/7 号钳带线备结扎或 7×17 圆针,4 号线; 4. 所有线需碘伏溶液湿润; 5. 注意超声刀的正确安装和使用
8. 管状胃制作	1. 拔胃管; 2. 准备直线切割缝合器和钉仓 2～3 个,碘伏棉球消毒断端,小圆针 4 号线加固包埋断端	1. 保留好棉球以备清点; 2. 落实手术隔离技术

（续表）

手术步骤	手术护理配合	注意事项
9. 断食管	1. 拔胃管； 2. 准备长针持荷包针； 3. 准备干纱布块覆盖食管肿瘤，在其上方3~5cm处，上荷包钳及心耳钳，长组织剪刀或10号刀柄剪切断食管；碘伏棉球消毒； 4. 可弯曲荷包针贯穿食管残端； 5. 艾利斯钳2~3把夹持残端；上吻合器钉砧；荷包线结扎吻合器钉砧；7×17圆针、4号线缝扎残端口； 6. 专用容器接标本	剪刀或刀柄受污染，置于污染区；心耳钳和艾利斯钳置于污染区
10. 食管胃吻合	1. 于胃浆肌层切开胃黏膜，艾利斯钳牵拉将吻合器后端进入胃体与食管吻合，碘伏棉球消毒，保留食管上端； 2. 递深部长针持6×14圆针、1号线缝扎吻合口；使用60号闭合器或直线切割闭合器切断残端	1. 用碘伏棉球润滑备件(吻合器、闭合器、钉仓头)； 2. 针持上针不挂回头线； 3. 线一定湿润
11. 探查胸腔及吻合口，查看有无出血，缝合膈肌	1. 关膈肌前清点所有手术物品及手术器械，清点无误后方可关闭膈肌； 2. 递深部长针持7×17圆针、4号线修复食管裂孔处，用13×34圆针、7号线缝合膈肌	1. 清点纱布在指定区域； 2. 关闭膈肌前后各清点一次
12. 查看肺叶，进行肋间神经阻滞	1. 倒入蒸馏水，麻醉老师手控气囊将肺叶膨起，查看有无漏气； 2. 按麻醉医生要求配置肋间神经阻滞剂	1. 注意双人核对麻醉药品； 2. 蒸馏水浸泡时间达到要求； 3. 温度达到40℃
13. 关胸	1. 于第8肋间做胸腔闭式引流； 2. 清点手术物品及手术器械； 3. 递肋间合拢器，将肋骨合拢，递13×34圆针、7号线缝合； 4. 13×34圆针、7号线缝合肌肉，13×34圆针、4号线缝合皮下，皮肤缝合器缝皮	1. 注意制作简易胸引瓶； 2. 按照记录清点
14. 协助医生覆盖伤口	递乙醇棉球消毒切口，递伤口敷料贴	保留棉球需清点
15. 术后清点	同巡回老师核对器械卡片，清点器械并登记无误，加喷保湿剂，包好放于污器械间	器械上不能有明显血迹

四、术后

(一)第三次手术安全核查

患者离开手术室前,由巡回护士主持,手术医生、麻醉师共同进行第三次"三方"核查,包括患者身份信息、实际手术方式,确认手术标本,物品清点结果,检查皮肤完整性、动静脉通路、引流管,确认患者去向等内容,无误后巡回护士签字。

(二)送患者至麻醉复苏室

安置患者胃管、尿管,去除监护线,保护静脉,将患者病号服反穿保护颈部,加盖棉被,将患者从手术床移至对接车,与麻醉师一起送至麻醉复苏室,交由麻醉护士看管。

(三)送患者回病房

1. 搬运患者时应注意患者的适宜体位及保暖。
2. 转运过程中,保持液路及各种引流管的通畅,防止脱落,严密观察患者病情变化。
3. 手术医生、麻醉医生及手术室护士带齐患者物品,并约束好患者,共同将患者安全、稳妥地送回病房,与病房护士交接患者生命体征、皮肤、引流、输血输液(麻醉师交代)等情况,经病房护士核对正确后,与手术室护士在《手术患者交接记录单》上双签字;与家属交接患者衣物等。

(四)手术病理标本管理

1. 手术中的各种标本要妥善保管,定点放置专用容器内,不得遗失。
2. 手术医生填写《病理申请单》,巡回护士填写标本存放袋,要求字迹清晰,传染标本要注明标识。
3. 手术标本要求洗手护士、手术医生、巡回护士共同核对后,手术医生在标本袋上签字确认,不可代签。
4. 洗手护士将标本放入标本箱内和《病理申请单》到指定地方固定标本,用 10% 中性甲醛缓冲液,固定液的量不少于病理标本体积的 3~5 倍,并确保标本全部置于固定液之中。
5. 洗手护士与护工共同核对标本信息,无误后双签字,将标本及《病理申请单》放到标本柜里。
6. 巡回护士在手术室交班本上填写有无标本。

(五)手术后访视

1. 向患者或家属自我介绍。
2. 询问患者及家属:对手术室工作是否满意? 有什么意见建议?

第二十二章

纵隔肿物切除手术护理常规

一、适应证

纵隔良、恶性肿瘤,如胸腺瘤、神经鞘瘤、淋巴瘤等。

二、术前准备

(一)术前访视

1. 由巡回护士于手术前一日落实。

2. 巡回护士持《手术室护理记录单》、《手术室压疮风险评估单》和《手术室术前健康宣教单》到病区护士站查阅病历,了解患者的一般情况(重点生命体征),病史,术前诊断,拟定手术名称,手术部位,手术体位,麻醉方式,既往手术史,药物过敏史,手术前医院感染检查项目结果,重要脏器的功能状态,血常规项目等。

3. 巡回护士到病房访视患者

(1)自我介绍、说明访视目的,告知手术时会陪伴患者,让患者消除紧张、恐惧心理,态度和蔼。

(2)询问患者有无过敏史,包括药物和食物、酒精碘酒、麻醉药品等;有无活动义齿及隐形眼镜;有无假肢、金属植入物、心脏起搏器等;女性是否月经期,男性患者有无前列腺增生。

(3)查看患者的血管情况;评估需要穿刺的部位,确定是否需要做深静脉穿刺。

(4)进行压疮风险评估,评分在9分及以上者告知其压疮风险因素及采取的措施,并请患者或家属签字。

(5)女性不化妆,不涂口红;如果指甲上涂有颜色(红、黑、蓝等),请清除,否则影响指脉氧监测数据,影响手术。

(6)告知患者遵医嘱禁食水;明日手术室会有平车接送,请提前排空大小便,穿好病

号服,将贵重物品交于家人保管。

(7)询问患者有无其他手术护理相关疑问并给予解释。

(8)发放《术前健康宣教单》。

(二)接患者至手术床

1. 由手术室护士于手术当日推平车(或轮椅)到病房接患者。

2. 手术室护士持《手术患者交接记录单》,病区护士持患者病历与患者共同查看"腕带"进行身份确认,询问是否禁食水,有无发热,贵重物品交于家属。手术室护士与病区护士共同查看皮肤清洁情况、有无手术部位标识,患者皮肤的完整性;交接有无术中用药,检查并携带影像资料、胸带、病历等,并在《手术患者交接记录单》上签字,为患者佩戴手术间号码牌后送往手术等待室;转运途中,平车固定护栏,保证患者安全,并注意保暖。

3. 巡回护士、器械护士在等待室接患者,问候安慰患者,介绍自己将陪伴患者手术,再次核对患者病历、腕带进行身份确认。

4. 准备室护士或巡回护士建立静脉通路(一般用 20 号静脉留置针)。贴膜固定,标记留置时间。接至手术间并安全平移到手术床上。

5. 有术前用药(抗生素)者,核对皮试结果、身份信息无误后及时输注,开皮前 30 分钟至 1 小时输注完毕。

(三)巡回护士术前准备

1. 物品准备

(1)一次性物品:1♯、4♯、7♯慕丝线,6×14 圆针,7×17 圆针,13×34 圆针、角针各2 套,吸引器管(2 套),吸引器头(防堵吸引器头和普通头各 1 个),钡线纱布,大纱单,导尿包,28 号和 32 号引流管,胸科延长管,清洁片,明胶海绵,灯把套,45×45 切口贴膜,45×9 贴膜(杂物袋),20ml 以及 5ml 注射器各 1 个,伤口敷料贴等。

(2)无菌器械、敷料包:盆,食管包(图 22-1),中单×2,胸口,手术衣。

(3)高值物品:长电刀,超声刀头,止血材料,皮钉,压疮贴 Proling 缝线(备用),骨蜡(备用)。

(4)仪器设备:电刀,超声刀,吸引器。

(5)侧卧位体位垫:腋垫 1 个,小方垫 3 个,大厚枕 1 个;前后挡 2 套,上肢板 1 套。

2. 摆放手术体位　采取侧卧位(图 22-2)。

(1)取健侧卧,头下置头枕,高度平下侧肩高,使颈椎处于水平位置。腋下距肩峰10cm 处垫胸垫。

(2)术侧上肢屈曲呈抱球状置于可调节托手架上,远端关节稍低于近端关节;下侧上肢外展于托手板上,远端关节高于近端关节,共同维持胸廓自然舒展。

(3)肩关节外展或上举不超过 90°;两肩连线与手术台呈 90°。

(4)腹侧用固定挡板支持耻骨联合,背侧用挡板固定骶尾部或肩胛区(离手术野至少15cm,共同维持患者 90°侧卧位。

(5)双下肢约 45°自然屈曲,前后分开放置,保持两腿呈跑步时姿态屈曲位。两腿间用支撑垫承托上侧下肢。小腿及双上肢用约束带固定。

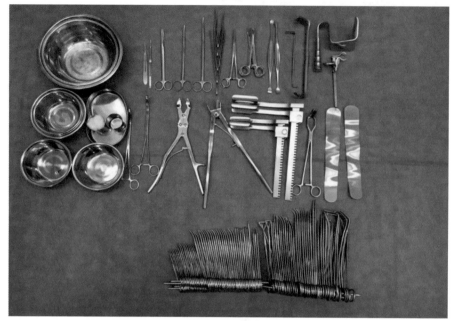

图 22－1　食管包

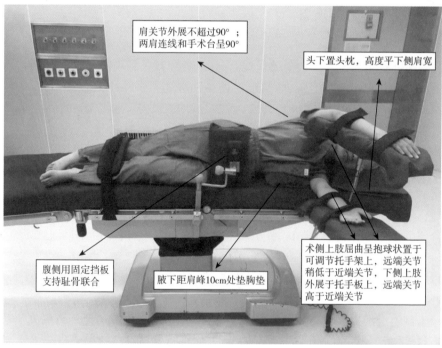

图 22－2　侧卧位

3. 留置尿管

(1)患者仰卧位,双腿屈曲外展。

(2)护士站在患者的右侧,打开导尿包第一层取出清洁包。清洁会阴部皮肤。打开导尿包内层,铺无菌区,第二次消毒。连接接尿袋,用镊子夹取液状石蜡棉球,润滑导尿管,置入需要的长度,见尿液时注射器注入水 10～15ml(防止尿道损伤),整理用物。

(3)如患者有前列腺增生,尿管不易置入,请泌尿外科医生协助。

(四)器械护士术前准备

1. 摆台

(1)选择近手术区较宽敞区域铺置无菌器械台。

(2)将无菌包放置于器械车中央,检查无菌包名称、灭菌日期和包外化学指示物,包装是否完整、干燥,有无破损。

(3)打开无菌包的外层包布后,洗手护士进行外科手消毒,由巡回护士用无菌持物钳打开内层无菌单;顺序为先打开近侧,检查包内灭菌化学指示物合格后再走到对侧打开对侧,四周无菌单垂于车缘下 30cm 以上,并保证无菌单下缘在回风口以上。协助洗手护士穿无菌手术衣、戴无菌手套。再由巡回护士与洗手护士一对一打开无菌敷料、无菌物品。

(4)洗手护士按照器械卡片将无菌器械台面按器械物品使用顺序、频率、分类进行摆放,方便拿取物品。

2. 铺单

(1)患者腹侧和背侧各一个 1/3 对折小治疗巾,然后铺 4 块小治疗巾,1/3 对折,传递时包裹双手,避免污染,先铺下侧治疗巾,再到对侧铺对侧治疗巾,再到近侧依次铺头侧、近侧治疗巾,充分暴露手术野。

(2)依次将中单对折切口,上下各一,中单展开腹侧背侧前后各一个。

(3)在腿侧放置手术托盘,高度适宜,往托盘上铺置一块大治疗巾,然后洗手护士与手术医生(已穿好手术衣戴好手套)共同铺大洞巾暴露手术野,共同铺中单 3 块分别于切口上、切口下、操作台上。

3. 物品清点

(1)分别在手术开始前、关闭体腔前、关闭体腔后、缝合皮肤后 4 个时刻,巡回护士与洗手护士对手术台上的所有物品清点 2 遍,准确记录。

(2)清点纱布、纱单时,要完全展开,确认纱布和钡线是否完整。

(3)清点棉球时,将药杯里的棉球全部取出,依次摆开清点,并与巡回护士共同确认药杯已空,再将棉球依次放回药杯内。

(4)注意器械的完整性:注意扣克钳的齿和镊子齿是否完整,开胸器的螺丝是否完整;缝针的针鼻儿是否完整。

(5)术中增加的物品,两人核对后及时记录。

(五)第一次手术安全核查

麻醉开始前,由手术医生主持,麻醉师、巡回护士按照《手术安全核查表》共同进行"三方"核查,医生看病历,麻醉师看医生工作站,巡回护士查看患者腕带,共同核对患者身份信息、手术方式、知情同意书、手术部位与标识、皮肤是否完整、术野皮肤准备情况,并查看影像资料、麻醉前物品准备情况等,核查无误后医生签字。

三、术中配合

(一)麻醉方法:全麻

麻醉过程中,手术室人员需陪同在患者身边,防止患者发生坠床。

(二)第二次手术安全核查

手术开始前,由麻醉师主持,手术医生、巡回护士共同进行第二次"三方"核查,再次核对患者身份信息、手术部位与标识等,无误后麻醉师签字;手术物品准备情况的核查由手术室护士执行并向手术医生和麻醉医生报告。

(三)手术步骤及配合要点

纵隔肿物切除的手术步骤及配合要点见表22-1。

表22-1 纵隔肿物切除的手术步骤及配合要点

手术步骤	手术护理配合	注意事项
1. 消毒及铺巾	1. 消毒范围:前后过正中线,上至肩及上臂上 1/3,下过肋缘;包括同侧腋窝; 2. 递消毒钳夹消毒垫蘸 2%碘酒一遍,75%乙醇 2 遍消毒手术区域皮肤; 3. 铺单	1. 消毒的范围、顺序合格; 2. 碘酒、乙醇待干; 3. 按照二(四)2 要求铺单
2. 经左后外侧切口进入胸腔	1. 递 45×45 贴膜,粘贴手术区域皮肤; 2. 递皮镊夹 75%乙醇棉球消毒切口皮肤; 3. 递 23♯刀切开皮肤,递大弯血管钳 2 把、皮镊、高频电刀笔切皮下、肌肉; 4. 递肩胛拉钩拉起肩胛骨,电刀切开、骨膜剥离子剥离肋骨骨膜; 5. 备肋骨剪和骨蜡去肋骨,递方头咬骨钳咬平肋骨残端,13×34 圆针、7 号线缝扎; 6. 切口止血,用 2 块干纱单保护切口	1. 切皮肤的刀片卸下放置污染区; 2. 备好骨蜡
3. 探查胸腔	递生理盐水碗,主刀医生及手术一助将手蘸湿探查胸腔	将开皮纱布放置污染区
4. 分离瘤体并切除	递长镊、电刀、血管钳解剖肿瘤,递 4 号线结扎出血点,递直角钳夹住瘤体电刀切除,缝扎止血	/
5. 查看肺叶,进行肋间神经阻滞	1. 倒入温盐水,探查有无出血,麻醉老师手控气囊将肺叶膨起,查看有无漏气; 2. 按麻醉医生要求配置肋间神经阻滞剂	注意双人核对麻醉药品

（续表）

手术步骤	手术护理配合	注意事项
6. 关胸	1. 于第 8 肋间做胸腔闭式引流； 2. 清点手术物品及手术器械； 3. 递肋间合拢器，将肋骨合拢，递 13×34 圆针、7 号线缝合； 4. 13×34 圆针、7 号线缝合肌肉，13×34 圆针、4 号线缝合皮下，皮肤缝合器缝皮	1. 注意制作简易胸引瓶； 2. 按照记录清点
7. 协助医生覆盖伤口	递乙醇棉球消毒切口，递伤口敷料贴	保留棉球需清点
8. 术后清点	同巡回老师核对器械卡片，清点器械并登记无误，加喷保湿剂，包好放于污器械间	器械上不能有明显血迹

四、术后

（一）第三次手术安全核查

患者离开手术室前，由巡回护士主持，手术医生、麻醉师共同进行第三次"三方"核查，包括患者身份信息、实际手术方式，确认手术标本，物品清点结果，检查皮肤完整性、动静脉通路、引流管，确认患者去向等内容，无误后巡回护士签字。

（二）送患者至麻醉复苏室

安置患者胃管、尿管，去除监护线，保护静脉，将患者病号服反穿保护颈部，加盖棉被，将患者从手术床移至对接车，与麻醉师一起送至麻醉复苏室，交由麻醉护士看管。

（三）送患者回病房

1. 搬运患者时应注意患者的适宜体位及保暖。

2. 转运过程中，保持液路及各种引流管的通畅，防止脱落，严密观察患者病情变化。

3. 手术医生、麻醉医生及手术室护士带齐患者物品，并约束好患者，共同将患者安全、稳妥地送回病房，与病房护士交接患者生命体征、皮肤、引流、输血输液（麻醉师交代）等情况，经病房护士核对正确后，与手术室护士在《手术患者交接记录单》上双签字；与家属交接患者衣物等。

（四）手术病理标本管理

1. 手术中的各种标本要妥善保管，定点放置专用容器内，不得遗失。

2. 手术医生填写《病理申请单》，巡回护士填写标本存放袋，要求字迹清晰，传染标本要注明标识。

3. 手术标本要求洗手护士、手术医生、巡回护士共同核对后,手术医生在标本袋上签字确认,不可代签。

4. 洗手护士将标本放入标本箱内和《病理申请单》到指定地方固定标本,用10%中性甲醛缓冲液,固定液的量不少于病理标本体积的3~5倍,并确保标本全部置于固定液之中。

5. 洗手护士与护工共同核对标本信息,无误后双签字,将标本及《病理申请单》放到标本柜里。

6. 巡回护士在手术室交班本上填写有无标本。

(五)手术后访视

1. 向患者或家属自我介绍。

2. 询问患者及家属:对手术室工作是否满意?有什么意见建议?

第二十三章

肺癌根治手术护理常规

一、适应证

1. 肺癌早期无远处转移。
2. 近期内无严重心、肺功能低下或心绞痛。
3. 无重症肝、肾疾病及糖尿病。
4. 癌组织未向邻近器官浸润扩散。
5. 无喉返神经或膈神经麻痹。

二、术前准备

(一)术前访视

1. 由巡回护士于手术前一日落实。
2. 巡回护士持《手术室护理记录单》、《手术室压疮风险评估单》和《手术室术前健康宣教单》到病区护士站查阅病历,了解患者的一般情况(重点生命体征),病史,术前诊断,拟定手术名称,手术部位,手术体位,麻醉方式,既往手术史,药物过敏史,手术前医院感染检查项目结果,重要脏器的功能状态,血常规项目等。
3. 巡回护士到病房访视患者
(1)自我介绍、说明访视目的,告知手术时会陪伴患者,让患者消除紧张、恐惧心理,态度和蔼。
(2)询问患者有无过敏史,包括药物和食物、酒精碘酒、麻醉药品等;有无活动义齿及隐形眼镜;有无假肢、金属植入物、心脏起搏器等;女性是否月经期,男性患者有无前列腺增生。
(3)查看患者的血管情况;评估需要穿刺的部位,确定是否需要做深静脉穿刺。
(4)进行压疮风险评估,评分在 9 分及以上者告知其压疮风险因素及采取的措施,并请患者或家属签字。

(5)女性不化妆,不涂口红;如果指甲上涂有颜色(红、黑、蓝等),请清除,否则影响指脉氧监测数据,影响手术。

(6)告知患者遵医嘱禁食水;明日手术室会有平车接送,请提前排空大小便,穿好病号服,将贵重物品交于家人保管。

(7)询问患者有无其他手术护理相关疑问并给予解释。

(8)发放《术前健康宣教单》。

(二)接患者至手术床

1. 由手术室护士于手术当日推平车(或轮椅)到病房接患者。

2. 手术室护士持《手术患者交接记录单》,病区护士持患者病历与患者共同查看"腕带"进行身份确认,询问是否禁食水,有无发热,贵重物品交于家属。手术室护士与病区护士共同查看皮肤清洁情况、有无手术部位标识,患者皮肤的完整性;交接有无术中用药,检查并携带影像资料、胸带、病历等,并在《手术患者交接记录单》上签字,为患者佩戴手术间号码牌后送往手术等待室;转运途中,平车固定护栏,保证患者安全,并注意保暖。

3. 巡回护士、器械护士在等待室接患者,问候安慰患者,介绍自己将陪伴患者手术,再次核对患者病历、腕带进行身份确认。

4. 准备室护士或巡回护士建立静脉通路(一般用 20 号静脉留置针)。贴膜固定,标记留置时间。接至手术间并安全平移到手术床上。

5. 有术前用药(抗生素)者,核对皮试结果、身份信息无误后及时输注,开皮前 30 分钟至 1 小时输注完毕。

(三)巡回护士术前准备

1. 物品准备

(1)一次性物品:1♯、4♯、7♯慕丝线,6×14 圆针,7×17 圆针,13×34 圆针、角针各 2 套,吸引器管(2 套),吸引器头(防堵吸引器头和普通头各 1 个),钡线纱布,大纱单,导尿包,28 号和 32 号引流管,胸科延长管,清洁片,明胶海绵,灯把套,45×45 切口贴膜,45×9 贴膜(杂物袋),20ml 以及 5ml 注射器各 1 个,伤口敷贴。

(2)无菌器械、敷料包:盆,肺包(图 23 - 1),中单×2,胸口,手术衣。

(3)高值物品:长电刀,超声刀头,止血材料,皮钉,压疮贴,血管吻合线(备用),骨蜡(备用)。

(4)仪器设备:电刀,超声刀,吸引器。

(5)侧卧位体位垫:腋垫 1 个,小方垫 3 个,大厚枕 1 个;前后挡 2 套,上肢板 1 套。

2. 摆放手术体位 采取健侧卧位(图 23 - 2)。

(1)取健侧卧位,头下置头枕,高度平下侧肩高,使颈椎处于水平位置。腋下距肩峰 10cm 处垫胸垫。

(2)术侧上肢屈曲呈抱球状置于可调节托手架上,远端关节稍低于近端关节;下侧上肢外展于托手板上,远端关节高于近端关节,共同维持胸廓自然舒展。

(3)肩关节外展或上举不超过 90°;两肩连线与手术台呈 90°。

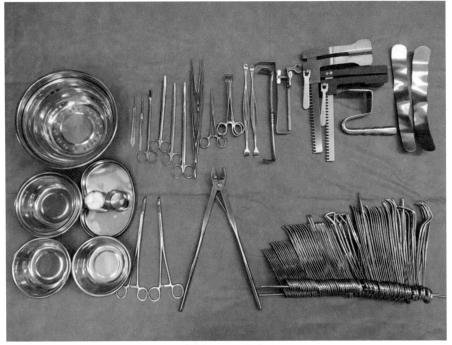

图 23 - 1　肺包

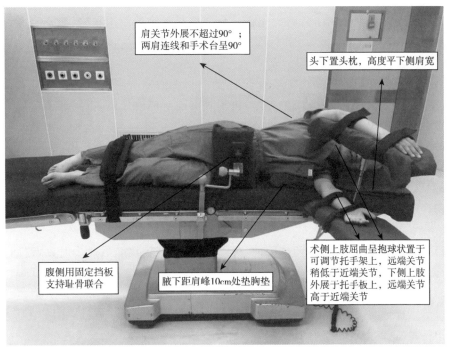

图 23 - 2　侧卧位

（4）腹侧用固定挡板支持耻骨联合，背侧用挡板固定骶尾部或肩胛区（离手术野至少15cm，共同维持患者90°侧卧位。

（5）双下肢约45°自然屈曲，前后分开放置，保持两腿呈跑步时姿态屈曲位。两腿间用支撑垫承托上侧下肢。小腿及双上肢用约束带固定。

3. 留置尿管

(1)患者仰卧位,双腿屈曲外展。

(2)护士站在患者的右侧,打开导尿包第一层取出清洁包。清洁会阴部皮肤。打开导尿包内层,铺无菌区,第二次消毒。连接接尿袋,用镊子夹取液状石蜡棉球,润滑导尿管,置入需要的长度,见尿液时注射器注入水 10～15ml(防止尿道损伤),整理用物。

(3)如患者有前列腺增生,尿管不易置入,请泌尿外科医生协助。

(四)器械护士术前准备

1. 摆台

(1)选择近手术区较宽敞区域铺置无菌器械台。

(2)将无菌包放置于器械车中央,检查无菌包名称、灭菌日期和包外化学指示物,包装是否完整、干燥,有无破损。

(3)打开无菌包的外层包布后,洗手护士进行外科手消毒,由巡回护士用无菌持物钳打开内层无菌单;顺序为先打开近侧,检查包内灭菌化学指示物合格后再走到对侧打开对侧,四周无菌单垂于车缘下 30cm 以上,并保证无菌单下缘在回风口以上。协助洗手护士穿无菌手术衣、戴无菌手套。再由巡回护士与洗手护士一对一打开无菌敷料、无菌物品。

(4)洗手护士按照器械卡片将无菌器械台面按器械物品使用顺序、频率、分类进行摆放,方便拿取物品。

2. 铺单

(1)患者腹侧和背侧各一个 1/3 对折小治疗巾,然后铺 4 块小治疗巾,1/3 对折,传递时包裹双手,避免污染,先铺下侧治疗巾,再到对侧铺对侧治疗巾,再到近侧依次铺头侧、近侧治疗巾,充分暴露手术野。

(2)依次将中单对折切口,上下各一,中单展开腹侧背侧前后各一块。

(3)在腿侧放置手术托盘,高度适宜,往托盘上铺置一块大治疗巾,然后洗手护士与手术医生(已穿好手术衣戴好手套)共同铺大洞巾暴露手术野,共同铺中单 3 块分别于切口上、切口下、操作台上。

3. 物品清点

(1)分别在手术开始前、关闭体腔前、关闭体腔后、缝合皮肤后 4 个时刻,巡回护士与洗手护士对手术台上的所有物品清点 2 遍,准确记录。

(2)清点纱布、纱单时,要完全展开,确认纱布和钡线是否完整。

(3)清点棉球时,将药杯里的棉球全部取出,依次摆开清点,并与巡回护士共同确认药杯已空,再将棉球依次放回药杯内。

(4)注意器械的完整性:注意扣克钳的齿和镊子齿是否完整,开胸器的螺丝是否完整,缝针的针鼻儿是否完整。

(5)术中增加的物品,两人核对后及时记录。

(五)第一次手术安全核查

麻醉开始前,由手术医生主持,麻醉师、巡回护士按照《手术安全核查表》共同进行"三方"核查,医生看病历,麻醉师看医生工作站,巡回护士查看患者腕带,共同核对患者身份信息、手术方式、知情同意书、手术部位与标识,皮肤是否完整,术野皮肤准备情况,并查看影像资料、麻醉前物品准备情况等,核查无误后医生签字。

三、术中配合

(一)麻醉方法:全麻

麻醉过程中,手术室人员需陪同在患者身边,防止患者发生坠床。

(二)第二次手术安全核查

手术开始前,由麻醉师主持,手术医生、巡回护士共同进行第二次"三方"核查,再次核对患者身份信息、手术部位与标识等,无误后麻醉师签字;手术物品准备情况的核查由手术室护士执行并向手术医生和麻醉医生报告。

(三)手术步骤及配合要点

肺癌根治的手术步骤及配合要点见表23-1。

表 23 - 1 肺癌根治的手术步骤及配合要点

手术步骤	手术护理配合	注意事项
1. 消毒及铺巾	1. 消毒范围:前后过正中线,上至肩及上臂上 1/3,下过肋缘;包括同侧腋窝; 2. 递消毒钳夹消毒蘸 2% 碘酒一遍,75% 乙醇 2 遍消毒手术区域皮肤; 3. 铺单	1. 消毒的范围、顺序合格; 2. 碘酒、乙醇待干; 3. 按照二(四)2 要求铺单
2. 经左后外侧切口切开皮肤及皮下组织	1. 递皮镊夹 75% 乙醇棉球消毒切口皮肤; 2. 递 45×45 贴膜,粘贴手术区域皮肤; 3. 递 23# 刀切开皮肤,递大弯血管钳 2 把、皮镊、高频电刀笔切开皮肤、皮下组织,电凝止血	切皮肤的刀片卸下放置污染区
3. 开胸	1. 递肩甲拉钩暴露肋间隙,电刀切开、骨膜剥离器剥离肋骨骨膜; 2. 必要时备肋骨剪和骨蜡去肋骨,递方头咬骨钳咬平肋骨残端,13×34 圆针、7 号线缝扎; 3. 切口止血,用 2 块干纱单保护切口,递开胸器	1. 备好骨蜡; 2. 将开皮纱布放置污染区

（续表）

手术步骤	手术护理配合	注意事项
4. 探查胸腔，分离粘连	1. 递生理盐水，洗手探查胸腔； 2. 更换深部器械，递肺叶钳，钳夹拟切肺叶； 3. 递电刀、长镊，胸科钳分离，大弯钳带 4 号线结扎	1. 备好 4 号/7 号钳带线； 2. 备好"花生米"游离组织
5. 处理血管	1. 递长无损镊、长组织剪分离肺动脉及肺静脉间隙； 2. 递直线切割器分离叶裂； 3. 处理肺动脉、肺静脉，递小直角钳分离钳夹，7 号线结扎，组织剪剪断	1. 近端递 7×17 圆针 4 号线缝扎，远端递 7 号线结扎； 2. 正确安装切割器
6. 游离切断肺叶支气管，切除病变肺	1. 递长剪长镊游离支气管，递 30 号闭合器闭合，递 11 号刀切断标本，放入小碗内； 2. 6×14 圆针、1 号线间断加固缝合残端	1. 接取标本用专用容器； 2. 碘伏棉球消毒残端
7. 清扫淋巴	递卵圆钳钳夹，长组织剪分离，4 号线结扎	用固定纱布或弯盘接取淋巴结，注意无瘤操作
8. 冲洗，止血	1. 倒入蒸馏水，麻醉老师手控气囊将肺叶膨起，查看支气管有无漏气，若有漏气用 6×14 圆针、1 号线缝合修补残端； 2. 术者更换手套，更换器械、纱布，彻底止血	1. 蒸馏水浸泡时间达到要求； 2. 温度达到 43℃
9. 进行肋间神经阻滞，置胸腔引流管	1. 按麻醉医生要求配置肋间神经阻滞剂； 2. 于第 8 或 9 肋间做胸腔闭式引流，递乙醇棉球消毒皮肤，23 号刀、大弯钳置管，13×34 角针、7 号线固定引流管	1. 注意双人核对麻醉药品； 2. 巡回注意制作简易胸引瓶
10. 关胸	1. 清点手术器械、纱布、缝针无误后逐层关胸； 2. 递肋间合拢器，将肋骨合拢，递 13×34 圆针、双 7 号线缝合； 3. 13×34 圆针、7 号线缝合肌肉，13×34 圆针、4 号线缝合皮下，皮肤缝合器缝皮	按照记录清点
11. 协助医生覆盖伤口	递乙醇棉球消毒切口，递伤口敷料贴	保留棉球需清点
12. 术后清点	同巡回老师核对器械卡片，清点器械并登记无误，加喷保湿剂，包好放于污器械间	器械上不能有明显血迹

四、术后

(一)第三次手术安全核查

患者离开手术室前,由巡回护士主持,手术医生、麻醉师共同进行第三次"三方"核查,包括患者身份信息、实际手术方式,确认手术标本,物品清点结果,检查皮肤完整性、动静脉通路、引流管,确认患者去向等内容,无误后巡回护士签字。

(二)送患者至麻醉复苏室

安置患者胃管、尿管,去除监护线,保护静脉,将患者病号服反穿保护颈部,加盖棉被,将患者从手术床移至对接车,与麻醉师一起送至麻醉复苏室,交由麻醉护士看管。

(三)送患者回病房

1. 搬运患者时应注意患者的适宜体位及保暖。
2. 转运过程中,保持液路及各种引流管的通畅,防止脱落,严密观察患者病情变化。
3. 手术医生、麻醉医生及手术室护士带齐患者物品,并约束好患者,共同将患者安全、稳妥地送回病房,与病房护士交接患者生命体征、皮肤、引流、输血输液(麻醉师交代)等情况,经病房护士核对正确后,与手术室护士在《手术患者交接记录单》上双签字;与家属交接患者衣物等。

(四)手术病理标本管理

1. 手术中的各种标本要妥善保管,定点放置专用容器内,不得遗失。
2. 手术医生填写《病理申请单》,巡回护士填写标本存放袋,要求字迹清晰,传染标本要注明标识。
3. 手术标本要求洗手护士、手术医生、巡回护士共同核对后,手术医生在标本袋上签字确认,不可代签。
4. 洗手护士将标本放入标本箱内和《病理申请单》到指定地方固定标本,用10%中性甲醛缓冲液,固定液的量不少于病理标本体积的3～5倍,并确保标本全部置于固定液之中。
5. 洗手护士与护工共同核对标本信息,无误后双签字,将标本及《病理申请单》放到标本柜里。
6. 巡回护士在手术室交班本上填写有无标本。

(五)手术后访视

1. 向患者或家属自我介绍。
2. 询问患者及家属:对手术室工作是否满意? 有什么意见建议?

第二十四章

经胸腔镜肺癌根治手术护理常规

一、适应证

1. 肺癌早期无远处转移。
2. 近期内无严重心肺功能低下或心绞痛。
3. 无重症肝肾疾病及糖尿病。
4. 癌组织未向邻近器官浸润扩散。
5. 无喉返神经或膈神经麻痹。

二、术前准备

(一)术前访视

1. 由巡回护士于手术前一日落实。

2. 巡回护士持《手术室护理记录单》、《手术室压疮风险评估单》和《手术室术前健康宣教单》到病区护士站查阅病历,了解患者的一般情况(重点生命体征),病史,术前诊断,拟定手术名称,手术部位,手术体位,麻醉方式,既往手术史,药物过敏史,手术前医院感染检查项目结果,重要脏器的功能状态,血常规项目等。

3. 巡回护士到病房访视患者

(1)自我介绍、说明访视目的,告知手术时会陪伴患者,让患者消除紧张、恐惧心理,态度和蔼。

(2)询问患者有无过敏史,包括药物和食物、酒精碘酒、麻醉药品等;有无活动义齿及隐形眼镜;有无假肢、金属植入物、心脏起搏器等;女性是否月经期,男性患者有无前列腺增生。

(3)查看患者的血管情况;评估需要穿刺的部位,确定是否需要做深静脉穿刺。

(4)进行压疮风险评估,评分在 9 分及以上者告知其压疮风险因素及采取的措施,并请患者或家属签字。

（5）女性不化妆，不涂口红；如果指甲上涂有颜色（红、黑、蓝等），请清除，否则影响指脉氧监测数据，影响手术。

（6）告知患者遵医嘱禁食水；明日手术室会有平车接送，请提前排空大小便，穿好病号服，将贵重物品交于家人保管。

（7）询问患者有无其他手术护理相关疑问并给予解释。

（8）发放《术前健康宣教单》。

（二）接患者至手术床

1. 由手术室护士于手术当日推平车（或轮椅）到病房接患者。

2. 手术室护士持《手术患者交接记录单》，病区护士持患者病历与患者共同查看"腕带"进行身份确认，询问是否禁食水，有无发热，贵重物品交于家属。手术室护士与病区护士共同查看皮肤清洁情况、有无手术部位标识，患者皮肤的完整性；交接有无术中用药，检查并携带影像资料、胸带、病历等，并在《手术患者交接记录单》上签字，为患者佩戴手术间号码牌后送往手术等待室；转运途中，平车固定护栏，保证患者安全，并注意保暖。

3. 巡回护士、器械护士在等待室接患者，问候安慰患者，介绍自己将陪伴患者手术，再次核对患者病历、腕带进行身份确认。

4. 准备室护士或巡回护士建立静脉通路（一般用 20 号静脉留置针）。贴膜固定，标记留置时间。接至手术间并安全平移到手术床上。

5. 有术前用药（抗生素）者，核对皮试结果、身份信息无误后及时输注，开皮前 30 分钟至 1 小时输注完毕。

（三）巡回护士术前准备

1. 物品准备

（1）一次性物品：1♯、4♯、7♯慕丝线，6×14 圆针，10×20 圆针，13×34 圆针，吸引器管（2 套），吸引器头（防堵吸引器头和普通头各 1 个），纱布、小纱垫（带显影条），导尿包，28 号引流管，胸科延长管，清洁片，明胶海绵，灯把套，20ml 以及 5ml 注射器各 1 个，伤口敷贴。

（2）无菌器械、敷料包：盆，腔镜基础包（图 24 - 1），胸腔镜备件（图 24 - 2），肺包（备用），中单×2，胸口，手术衣。

（3）高值物品：长电刀，超声刀头，止血材料，皮钉，压疮贴 Proling 缝线（备用），8cm 切口保护器，10mm 戳卡，Homelock 生物夹，可吸收线等。

（4）仪器设备：胸腔镜系统，电刀，超声刀，吸引器。

（5）备件：生物夹钳，超声刀手柄、线，推结器等。

（6）侧卧位体位垫：腋垫 1 个，小方垫 3 个，大厚枕 1 个；前后挡 2 套，上肢板 1 套。

2. 摆放手术体位　采取侧卧位（图 24 - 3）。

（1）取健侧卧，头下置头枕，高度平下侧肩高，使颈椎处于水平位置。腋下距肩峰 10cm 处垫胸垫。

（2）术侧上肢屈曲呈抱球状置于可调节托手架上，远端关节稍低于近端关节；下侧上肢外展于托手板上,远端关节高于近端关节,共同维持胸廓自然舒展。

(3)肩关节外展或上举不超过 90°;两肩连线与手术台呈 90°。

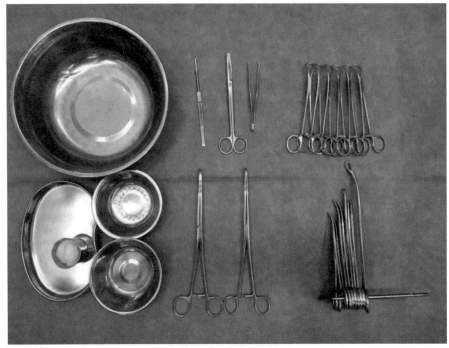

图 24-1　腔镜基础包

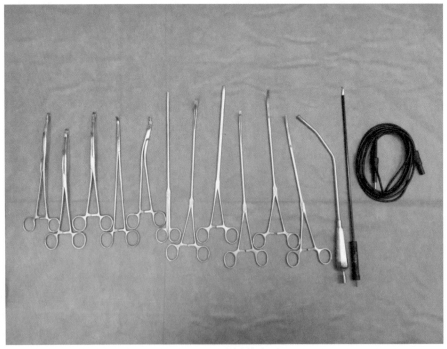

图 24-2　胸腔镜备件

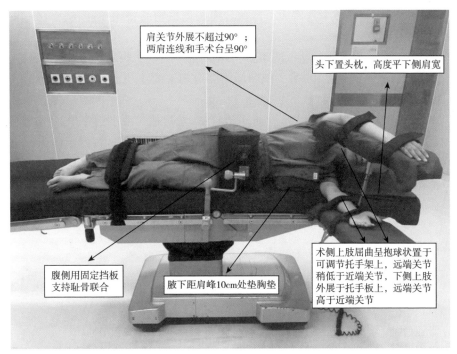

肩关节外展不超过90°；两肩连线和手术台呈90°

头下置头枕，高度平下侧肩宽

术侧上肢屈曲呈抱球状置于可调节托手架上，远端关节稍低于近端关节，下侧上肢外展于托手板上，远端关节高于近端关节

腹侧用固定挡板支持耻骨联合

腋下距肩峰10cm处垫胸垫

图 24-3　侧卧位

（4）腹侧用固定挡板支持耻骨联合，背侧用挡板固定骶尾部或肩胛区（离手术野至少15cm，共同维持患者 90°侧卧位。

（5）双下肢约 45°自然屈曲，前后分开放置，保持两腿呈跑步时姿态屈曲位。两腿间用支撑垫承托上侧下肢。小腿及双上肢用约束带固定。

3. 留置尿管

（1）患者仰卧位，双腿屈曲外展。

（2）护士站在患者的右侧，打开导尿包第一层取出清洁包。清洁会阴部皮肤。打开导尿包内层，铺无菌区，第二次消毒。连接接尿袋，用镊子夹取液状石蜡棉球，润滑导尿管，置入需要的长度，见尿液时注射器注入水 10～15ml（防止尿道损伤），整理用物。

（3）如患者有前列腺增生，尿管不易置入，请泌尿外科医生协助。

（四）器械护士术前准备

1. 摆台

（1）选择近手术区较宽敞区域铺置无菌器械台。

（2）将无菌包放置于器械车中央，检查无菌包名称、灭菌日期和包外化学指示物，包装是否完整、干燥，有无破损。

（3）打开无菌包的外层包布后，洗手护士进行外科手消毒，由巡回护士用无菌持物钳打开内层无菌单；顺序为先打开近侧，检查包内灭菌化学指示物合格后再走到对侧打开对侧，四周无菌单垂于车缘下 30cm 以上，并保证无菌单下缘在回风口以上。协助洗手护士穿无菌手术衣、戴无菌手套。再由巡回护士与洗手护士一对一打开无菌敷料、无菌物品。

（4）洗手护士按照器械卡片将无菌器械台面按器械物品使用顺序、频率、分类进行摆放，方便拿取物品。

2. 铺单　手术医生刷好手后，洗手护士用卵圆钳夹取 2 块消毒纱布，巡回护士倒入适量的 2% 碘酒，递于医生手中；另一把卵圆钳夹取剩下的 4 块消毒纱布，用 75% 乙醇进行脱碘两遍。

（1）患者腹侧和背侧各一个 1/3 对折小治疗巾，然后铺 4 块小治疗巾，1/3 对折，传递时包裹双手，避免污染，先铺下侧治疗巾，再到对侧铺对侧治疗巾，再到近侧依次铺头侧、近侧治疗巾，充分暴露手术野。

（2）依次将中单对折切口，上下各一，中单展开腹侧背侧前后各一个。

（3）在腿侧放置手术托盘，高度适宜，往托盘上铺置一块大治疗巾，然后洗手护士与手术医生（已穿好手术衣戴好手套）共同铺大洞巾暴露手术野，共同铺中单 3 块分别于切口上、切口下、操作台上。

3. 物品清点

（1）分别在手术开始前、关闭体腔前、关闭体腔后、缝合皮肤后 4 个时刻，巡回护士与洗手护士对手术台上的所有物品清点两遍，准确记录。

（2）清点纱布、纱单时，要完全展开，确认纱布和钡线是否完整。

（3）清点棉球时，将药杯里的棉球全部取出，依次摆开清点，并与巡回护士共同确认药杯已空，再将棉球依次放回药杯内。

（4）注意器械的完整性：注意扣克钳的齿和镊子齿是否完整，开胸器的螺丝是否完整；缝针的针鼻儿是否完整。

（5）术中增加的物品，两人核对后及时记录。

（五）第一次手术安全核查

麻醉开始前，由手术医生主持，麻醉师、巡回护士按照《手术安全核查表》共同进行"三方"核查，医生看病历，麻醉师看医生工作站，巡回护士查看患者腕带，共同核对患者身份信息、手术方式、知情同意书、手术部位与标识，皮肤是否完整，术野皮肤准备情况，并查看影像资料、麻醉前物品准备情况等，核查无误后医生签字。

三、术中配合

（一）麻醉方法：全麻

麻醉过程中，手术室人员需陪同在患者身边，防止患者发生坠床。

（二）第二次手术安全核查

手术开始前，由麻醉师主持，手术医生、巡回护士共同进行第二次"三方"核查，再次核对患者身份信息、手术部位与标识等，无误后麻醉师签字；手术物品准备情况的核查由手术室护士执行并向手术医生和麻醉医生报告。

(三)手术步骤及配合要点(左上肺叶)

经胸腔镜肺癌根治(左上肺叶)的手术步骤及配合要点见表 24-1。

表 24-1 经胸腔镜肺癌根治(左上肺叶)的手术步骤及配合要点

手术步骤	手术护理配合	注意事项
1. 检查仪器设备	1. 检查电源是否正常; 2. 手术器械是否齐全完好; 3. 仪器设备是否处于备用状态	/
2. 消毒及铺巾	1. 消毒范围:前后过正中线,上至肩及上臂上 1/3,下过肋缘;包括同侧腋窝; 2. 递消毒钳夹消毒蘸 2%碘酒一遍,75%乙醇 2 遍消毒手术区域皮肤; 3. 铺单	1. 消毒的范围、顺序合格; 2. 碘酒、乙醇待干; 3. 按照二(四)2 要求铺单
3. 连接仪器设备等装置	1. 分别连接好摄像头、冷光源、电刀笔、电凝线、超声刀线及吸引器等装置; 2. 打开各仪器使其处于工作状态,调节各仪器设备的输出功率	1. 保证各连线正确; 2. 调节合适的输出功率
4. 确定肋间,做第一观察孔后,再做第二操作孔的切开	1. 递皮镊夹 75%乙醇棉球消毒切口皮肤; 2. 做第一观察孔,于腋中线第 7 肋间切口,递 11♯刀切皮,电刀止血,10mm 戳卡钝性入胸腔; 3. 于腋前线 4、5 肋间做一长 3~4cm 操作孔,置入切口保护器	/
5. 探查胸膜腔,分离粘连	递卵圆钳、胸科吸引头、电凝钩或超声刀分离	/
6. 处理血管	1. 递胸科吸引头、小直角钳、电凝钩等分离肺动脉及肺静脉间隙; 2. 处理肺动脉、肺静脉,7 号线牵引,腔镜白钉切割血管	1. 制作好胸腔镜用长血管钳带 7 号慕丝线; 2. 正确安装切割器钉仓
7. 游离切断肺叶支气管,切除病变肺	1. 递腔镜蓝钉切割肺组织; 2. 递游离支气管,递腔镜绿钉闭合切割支气管; 3. 递标本取物袋取标本	1. 制作合适的标本取物袋,接取标本置于专用容器; 2. 碘伏棉球消毒支气管残端
8. 胸腔淋巴结清扫	递胸科吸引头、小直角钳、卵圆钳分离,电凝钩止血	用固定纱布或弯盘接取淋巴结,注意无瘤操作

(续表)

手术步骤	手术护理配合	注意事项
9. 冲洗,检查残端肺,止血	1. 倒入蒸馏水或温盐水,膨肺,查看有无漏气,必要时用 6×14 圆针、1 号线缝合修补残端; 2. 彻底止血	1. 蒸馏水浸泡时间达到要求; 2. 蒸馏水温度达到 43℃,温盐水温度 37～40℃
10. 进行肋间神经阻滞,置胸腔引流管	1. 按麻醉医生要求配置肋间神经阻滞剂; 2. 于观察孔肋间置胸腔引流管,13×34 圆针、7 号线固定引流管(必要时放置第 2 根胸腔引流管)	1. 注意双人核对麻醉药品; 2. 巡回注意制作简易胸引瓶
11. 关闭切口	1. 清点手术器械、纱布、缝针无误后逐层关胸; 2. 递 13×34 圆针 7 号线缝合肋骨、肌肉,13×34/10×20 圆针 4 号线缝合皮下,皮肤缝合器缝皮	按照记录清点
12. 协助医生覆盖伤口	递乙醇棉球消毒切口,递伤口敷料贴	保留棉球需清点
13. 术后清点	同巡回老师核对器械卡片,清点器械并登记无误,加喷保湿剂,包好放于污器械间	器械上不能有明显血迹

四、术后

(一)第三次手术安全核查

患者离开手术室前,由巡回护士主持,手术医生、麻醉师共同进行第三次"三方"核查,包括患者身份信息、实际手术方式,确认手术标本,物品清点结果,检查皮肤完整性、动静脉通路、引流管,确认患者去向等内容,无误后巡回护士签字。

(二)送患者至麻醉复苏室

安置患者胃管、尿管,去除监护线,保护静脉,将患者病号服反穿保护颈部,加盖棉被,将患者从手术床移至对接车,与麻醉师一起送至麻醉复苏室,交由麻醉护士看管。

(三)送患者回病房

1. 搬运患者时应注意患者的适宜体位及保暖。
2. 转运过程中,保持液路及各种引流管的通畅,防止脱落,严密观察患者病情变化。
3. 手术医生、麻醉医生及手术室护士带齐患者物品,并约束好患者,共同将患者安全、稳妥地送回病房,与病房护士交接患者生命体征、皮肤、引流、输血输液(麻醉师交代)

等情况,经病房护士核对正确后,与手术室护士在《手术患者交接记录单》上双签字;与家属交接患者衣物等。

(四)手术病理标本管理

1. 手术中的各种标本要妥善保管,定点放置专用容器内,不得遗失。

2. 手术医生填写《病理申请单》,巡回护士填写标本存放袋,要求字迹清晰,传染标本要注明标识。

3. 手术标本要求洗手护士、手术医生、巡回护士共同核对后,手术医生在标本袋上签字确认,不可代签。

4. 洗手护士将标本放入标本箱内和《病理申请单》到指定地方固定标本,用10％中性甲醛缓冲液,固定液的量不少于病理标本体积的3～5倍,并确保标本全部置于固定液之中。

5. 洗手护士与护工共同核对标本信息,无误后双签字,将标本及《病理申请单》放到标本柜里。

6. 巡回护士在手术室交班本上填写有无标本。

(五)手术后访视

1. 向患者或家属自我介绍。

2. 询问患者及家属:对手术室工作是否满意? 有什么意见建议?

第二十五章

人工全髋关节置换手术护理常规

一、适应证

1. 髋臼破坏严重或有明显病变。
2. 股骨颈骨折。
3. 股骨头无菌性坏死,严重变性。
4. 股骨近端或髋臼肿瘤者。

二、术前准备

(一)术前访视

1. 由巡回护士于手术前一日落实。

2. 巡回护士持《手术室护理记录单》、《手术室压疮风险评估单》和《手术室术前健康宣教单》到病区护士站查阅病历,了解患者的一般情况(重点生命体征),病史,术前诊断,拟定手术名称,手术部位,手术体位,麻醉方式,既往手术史,药物过敏史,手术前医院感染检查项目结果,重要脏器的功能状态,血常规项目等。

3. 巡回护士到病房访视患者

(1)自我介绍、说明访视目的,告知手术时会陪伴患者,让患者消除紧张、恐惧心理,态度和蔼。

(2)询问患者有无过敏史,包括药物和食物、酒精碘酒、麻醉药品等;有无活动义齿及隐形眼镜;有无假肢、金属植入物、心脏起搏器等;女性是否月经期,男性患者有无前列腺增生。

(3)查看患者的血管情况;评估需要穿刺的部位,确定是否需要做深静脉穿刺。

(4)进行压疮风险评估,评分在9分及以上者告知其压疮风险因素及采取的措施,并请患者或家属签字。

(5)女性不化妆,不涂口红;如果指甲上涂有颜色(红、黑、蓝等),请清除,否则影响指

脉氧监测数据,影响手术。

(6)告知患者遵医嘱禁食水;明日手术室会有平车接送,请提前排空大小便,穿好病号服,将贵重物品交于家人保管。

(7)询问患者有无其他手术护理相关疑问并给予解释。

(8)发放《术前健康宣教单》。

(二)接患者至手术床

1. 由手术室护士于手术当日推平车(或轮椅)到病房接患者。

2. 手术室护士持《手术患者交接记录单》,病区护士持患者病历与患者共同查看"腕带"进行身份确认,询问是否禁食水,有无发热,贵重物品交于家属。手术室护士与病区护士共同查看皮肤清洁情况、有无手术部位标识,患者皮肤的完整性;交接有无术中用药,检查并携带影像资料、病历等,并在《手术患者交接记录单》上签字,为患者佩戴手术间号码牌后送往手术等待室;转运途中,平车固定护栏,保证患者安全,并注意保暖。

3. 巡回护士、器械护士在等待室接患者,问候安慰患者,介绍自己将陪伴患者手术,再次核对患者病历、腕带进行身份确认。

4. 准备室护士或巡回护士建立静脉通路(一般用 20 号静脉留置针)。贴膜固定,标记留置时间。接至手术间并安全平移到手术床上。

5. 有术前用药(抗生素)者,核对皮试结果、身份信息无误后及时输注,开皮前 30 分钟至 1 小时输注完毕。

(三)巡回护士术前准备

1. 物品准备

(1)一次性物品:电刀套,吸引器管(2 套),吸引器头,钡线纱布,明胶海绵,45×45 切口贴膜,负压引流球,术后贴膜。

(2)无菌器械、敷料包:盆,下肢包(图 25 - 1),中单,骨口,手术衣。

(3)仪器设备:电刀,吸引器。

2. 留置尿管

(1)患者仰卧位。

(2)护士站在患者的右侧,打开导尿包第一层取出清洁包。清洁会阴部皮肤。打开导尿包内层,铺无菌区,第二次消毒。连接接尿袋,用镊子夹取液状石蜡棉球,润滑导尿管,置入需要的长度,见尿液时注射器注入水 10~15ml(防止尿道损伤),整理用物。

(3)如患者有前列腺增生,尿管不易置入,请泌尿外科医生协助。

3. 摆放手术体位 采取侧卧位(图 25 - 2)。侧卧位体位垫:腋垫 1 个,小方垫 3 个,大厚枕 1 个;前后挡 2 套,上肢板 1 套。

(1)取健侧卧,头下置头枕,高度平下侧肩高,使颈椎处于水平位置。腋下距肩峰 10cm 处垫胸垫。

(2)术侧上肢屈曲呈抱球状置于可调节托手架上,远端关节稍低于近端关节;下侧上肢外展于托手板上,远端关节高于近端关节,共同维持胸廓自然舒展。

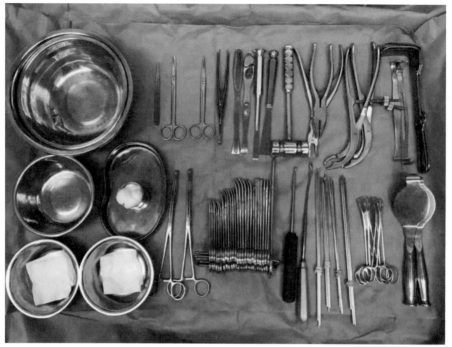

图 25 - 1　下肢包

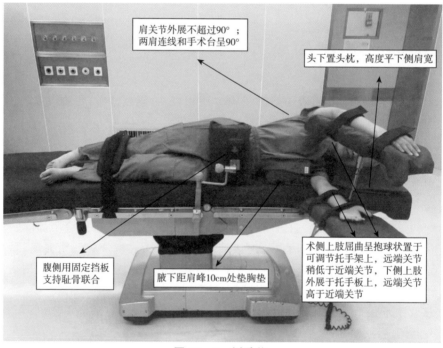

图 25 - 2　侧卧位

（3）肩关节外展或上举不超过 90°；两肩连线与手术台呈 90°。

（4）腹侧用固定挡板支持耻骨联合，背侧用挡板固定骶尾部或肩胛区（离手术野至少 15cm，共同维持患者 90°侧卧位。

（5）双下肢约 45°自然屈曲,前后分开放置,保持两腿呈跑步时姿态屈曲位。两腿间用支撑垫承托上侧下肢。小腿及双上肢用约束带固定。

（四）器械护士术前准备

1. 摆台

（1）选择近手术区较宽敞的区域铺置无菌器械台。

（2）将无菌包放置于器械车中央,检查无菌包名称、灭菌日期和包外化学指示物,包装是否完整、干燥,有无破损。

（3）打开无菌包的外层包布后,洗手护士进行外科手消毒,由巡回护士用无菌持物钳打开内层无菌单;顺序为先打开近侧,检查包内灭菌化学指示物合格后再走到对侧打开对侧,四周无菌单垂于车缘下 30cm 以上,并保证无菌单下缘在回风口以上。协助洗手护士穿无菌手术衣、戴无菌手套。再由巡回护士与洗手护士一对一打开无菌敷料、无菌物品。

（4）洗手护士按照器械卡片将无菌器械台面按器械物品使用顺序、频率、分类进行摆放,方便拿取物品。

2. 铺单

（1）中单对折平铺于腿下。

（2）双层中单对折至于患者两侧,一边一块。

（3）治疗巾 4 块平铺于切口四周。

（4）3 块中单平铺于腿下。

（5）3 条中单完全展开后依次沿手术区域上缘至头侧。

（6）治疗巾双层包裹患肢。

3. 物品清点

（1）分别在手术开始前、关闭体腔前、关闭体腔后、缝合皮肤后 4 个时刻,巡回护士与洗手护士对手术台上的所有物品清点 2 遍,准确记录。

（2）清点纱布、纱单时,要完全展开,确认纱布和钡线是否完整。

（3）清点棉球时,将药杯里的棉球全部取出,依次摆开清点,并与巡回护士共同确认药杯已空,再将棉球依次放回药杯内。

（4）注意器械的完整性:注意扣克钳的齿和镊子齿是否完整,螺丝是否完整;缝针的针鼻儿是否完整。

（5）术中增加的物品,两人核对后及时记录。

（五）第一次手术安全核查

麻醉开始前,由手术医生主持,麻醉师、巡回护士按照《手术安全核查表》共同进行"三方"核查,医生看病历,麻醉师看医生工作站,巡回护士查看患者腕带,共同核对患者身份信息、手术方式、知情同意书、手术部位与标识,皮肤是否完整,术野皮肤准备情况,并查看影像资料、麻醉前物品准备情况等,核查无误后医生签字。

三、术中配合

(一)麻醉方法:全麻

麻醉过程中,手术室人员需陪同在患者身边,防止患者发生坠床。

(二)第二次手术安全核查

手术开始前,由麻醉师主持,手术医生、巡回护士共同进行第二次"三方"核查,再次核对患者身份信息、手术部位与标识等,无误后麻醉师签字;手术物品准备情况的核查由手术室护士执行并向手术医生和麻醉医生报告。

(三)手术步骤及配合要点

人工全髋关节置换的手术步骤及配合要点见表 25-1。

表 25-1 人工全髋关节置换的手术步骤及配合要点

手术步骤	手术护理配合	注意事项
1. 消毒及铺巾	1. 消毒范围:前后过正中线,上至剑突,患肢远端至踝关节上方,健肢远端至膝关节; 2. 递消毒钳夹消毒垫蘸 2%碘酒一遍,75%乙醇 2 遍消毒手术区域皮肤; 3. 铺单	1. 消毒的范围、顺序合格; 2. 碘酒、乙醇待干
2. 髋外侧切口	1. 递皮镊夹 75%乙醇棉球消毒切口皮肤; 2. 递 45×45 贴膜,粘贴手术区域皮肤; 3. 递 23♯刀切开皮肤,递大弯血管钳、皮镊、高频电刀笔切开皮肤,皮下组织,阔筋膜; 4. 递骨膜剥离子,剥离阔筋膜张肌和臀中肌间隙,显露关节囊,切开关节囊,显露股骨颈; 5. 递摆锯切断股骨大粗隆至小粗隆股骨颈; 6. 用取头器取出股骨头,测量股骨头直径,显露髋臼,递髋臼锉依次从小到大锉去髋臼软骨,至各处软骨下骨有新鲜细密渗血后,脉冲冲洗术野; 7. 植入生物型臼杯,递螺钉,鼓锤固定,植入内衬; 8. 显露股骨上段,用股骨髓腔锉依次从小到大扩髓,安装假体柄及球头试模; 9. 复位检查各方向活动是否稳定,关节松紧是否适宜,植入生物型假体及假体球头; 10. 安装完毕,再次检查各方向稳定,关节松紧适宜	备好纱布;取假体时小心,避免掉在地上

（续表）

手术步骤	手术护理配合	注意事项
3. 冲洗，下引流	脉冲充分的冲洗术腔，递缝线修复关节囊，术腔深处置入引流管	将开皮纱布放置污染区
4. 清点	同巡回老师核对器械卡片，清点器械并登记无误	器械上不能有明显血迹
5. 关口	1. 清点手术物品及手术器械； 2. 针线逐层关闭切口； 3. 皮肤缝合器缝皮	按照记录清点
6. 协助医生覆盖伤口	递乙醇棉球消毒切口，递伤口敷料贴	保留棉球需清点
7. 术后清点	同巡回老师核对器械卡片，清点器械并登记无误，加喷保湿剂，包好放于污器械间	器械上不能有明显血迹

四、术后

（一）第三次手术安全核查

患者离开手术室前，由巡回护士主持，手术医生、麻醉师共同进行第三次"三方"核查，包括患者身份信息、实际手术方式，确认手术标本，物品清点结果，检查皮肤完整性、动静脉通路、引流管，确认患者去向等内容，无误后巡回护士签字。

（二）送患者至麻醉复苏室

安置患者尿管，去除监护线，保护静脉，将患者病号服反穿保护颈部，加盖棉被，将患者从手术床移至对接车，与麻醉师一起送至麻醉复苏室，交由麻醉护士看管。

（三）送患者回病房

1. 搬运患者时应注意患者的适宜体位及保暖。

2. 转运过程中，保持液路及各种引流管的通畅，防止脱落，严密观察患者病情变化。

3. 手术医生、麻醉医生及手术室护士带齐患者物品，并约束好患者，共同将患者安全、稳妥地送回病房，与病房护士交接患者生命体征、皮肤、引流、输血输液（麻醉师交代）等情况，经病房护士核对正确后，与手术室护士在《手术患者交接记录单》上双签字；与家属交接患者衣物等。

（四）手术后访视

1. 向患者或家属自我介绍。

2. 询问患者及家属：对手术室工作是否满意？对手术室有什么意见建议？

第二十六章

人工股骨头置换手术护理常规

一、适应证

1. 髋关节骨性关节炎，活动受限。
2. 类风湿关节炎。
3. 股骨头无菌性坏死，严重变性。
4. 先天性髋脱位或髋臼发育不良。

二、术前准备

(一)术前访视

1. 由巡回护士于手术前一日落实。

2. 巡回护士持《手术室护理记录单》、《手术室压疮风险评估单》和《手术室术前健康宣教单》到病区护士站查阅病历，了解患者的一般情况（重点生命体征），病史，术前诊断，拟定手术名称，手术部位，手术体位，麻醉方式，既往手术史，药物过敏史，手术前医院感染检查项目结果，重要脏器的功能状态，血常规项目等。

3. 巡回护士到病房访视患者

(1)自我介绍、说明访视目的，告知手术时会陪伴患者，让患者消除紧张、恐惧心理，态度和蔼。

(2)询问患者有无过敏史，包括药物和食物、酒精碘酒、麻醉药品等；有无活动义齿及隐形眼镜；有无假肢、金属植入物、心脏起搏器等；女性是否月经期，男性患者有无前列腺增生。

(3)查看患者的血管情况；评估需要穿刺的部位，确定是否需要做深静脉穿刺。

(4)进行压疮风险评估，评分在9分及以上者告知其压疮风险因素及采取的措施，并请患者或家属签字。

(5)女性不化妆，不涂口红；如果指甲上涂有颜色（红、黑、蓝等），请清除，否则影响指脉氧监测数据,影响手术。

(6)告知患者遵医嘱禁食水;明日手术室会有平车接送,请提前排空大小便,穿好病号服,将贵重物品交于家人保管。

(7)询问患者有无其他手术护理相关疑问并给予解释。

(8)发放《术前健康宣教单》。

(二)接患者至手术床

1. 由手术室护士于手术当日推平车(或轮椅)到病房接患者。

2. 手术室护士持《手术患者交接记录单》,病区护士持患者病历与患者共同查看"腕带"进行身份确认,询问是否禁食水,有无发热,贵重物品交于家属。手术室护士与病区护士共同查看皮肤清洁情况、有无手术部位标识,患者皮肤的完整性;交接有无术中用药,检查并携带影像资料、病历等,并在《手术患者交接记录单》上签字,为患者佩戴手术间号码牌后送往手术等待室;转运途中,平车固定护栏,保证患者安全,并注意保暖。

3. 巡回护士、器械护士在等待室接患者,问候安慰患者,介绍自己将陪伴患者手术,再次核对患者病历、腕带进行身份确认。

4. 准备室护士或巡回护士建立静脉通路(一般用 20 号静脉留置针)。贴膜固定,标记留置时间。接至手术间并安全平移到手术床上。

5. 有术前用药(抗生素)者,核对皮试结果、身份信息无误后及时输注,开皮前 30 分钟至 1 小时输注完毕。

(三)巡回护士术前准备

1. **物品准备**

(1)一次性物品:电刀套,吸引器管(2 套),吸引器头,钡线纱布,45×45 切口贴膜,负压引流球,术后贴膜。

(2)无菌器械、敷料包:盆,下肢包(图 26-1),中单,骨口,手术衣。

(3)仪器设备:电刀,吸引器。

(4)侧卧位体位垫:腋垫 1 个,小方垫 3 个,大厚枕 1 个;前后挡 2 套,上肢板 1 套。

2. **留置尿管**

(1)患者仰卧位。

(2)护士站在患者的右侧,打开导尿包第一层取出清洁包。清洁会阴部皮肤。打开导尿包内层,铺无菌区,第二次消毒。连接接尿袋,用镊子夹取液状石蜡棉球,润滑导尿管,置入需要的长度,见尿液时注射器注入水 10~15ml(防止尿道损伤),整理用物。

(3)如患者有前列腺增生,尿管不易置入,请泌尿外科医生协助。

3. **摆放手术体位**　采取侧卧位(图 26-2)。

(1)取健侧卧,头下置头枕,高度平下侧肩高,使颈椎处于水平位置。腋下距肩峰 10cm 处垫胸垫。

(2)术侧上肢屈曲呈抱球状置于可调节托手架上,远端关节稍低于近端关节;下侧上肢外展于托手板上,远端关节高于近端关节,共同维持胸廓自然舒展。

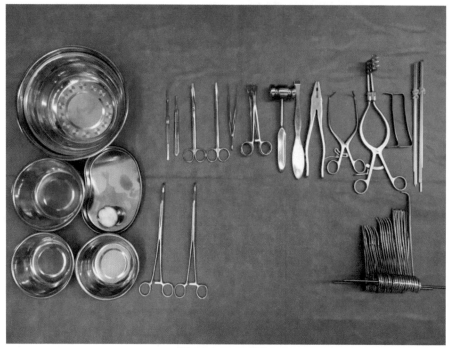

图 26-1　下肢包

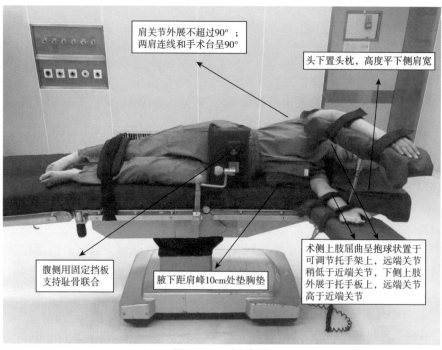

图 26-2　侧卧位

（3）肩关节外展或上举不超过 90°；两肩连线与手术台呈 90°。

（4）腹侧用固定挡板支持耻骨联合，背侧用挡板固定骶尾部或肩胛区，离手术野至少 15cm，共同维持患者 90°侧卧位。

(5)双下肢约 45°自然屈曲,前后分开放置,保持两腿呈跑步时姿态屈曲位。两腿间用支撑垫承托上侧下肢。小腿及双上肢用约束带固定。

(四)器械护士术前准备

1. 摆台

(1)选择近手术区较宽敞区域铺置无菌器械台。

(2)将无菌包放置于器械车中央,检查无菌包名称、灭菌日期和包外化学指示物,包装是否完整、干燥,有无破损。

(3)打开无菌包的外层包布后,洗手护士进行外科手消毒,由巡回护士用无菌持物钳打开内层无菌单;顺序为先打开近侧,检查包内灭菌化学指示物合格后再走到对侧打开对侧,四周无菌单垂于车缘下 30cm 以上,并保证无菌单下缘在回风口以上。协助洗手护士穿无菌手术衣、戴无菌手套。再由巡回护士与洗手护士一对一打开无菌敷料、无菌物品。

(4)洗手护士按照器械卡片将无菌器械台面按器械物品使用顺序、频率、分类进行摆放,方便拿取物品。

2. 铺单

(1)中单对折平铺于腿下。

(2)双层中单对折至于患者两侧面,一边一块。

(3)治疗巾 4 块平铺于切口四周。

(4)3 块中单平铺于腿下。

(5)3 条中单完全展开后依次沿手术区域上缘至头侧。

(6)治疗巾双层包裹患肢。

3. 物品清点

(1)分别在手术开始前、关闭体腔前、关闭体腔后、缝合皮肤后 4 个时刻,巡回护士与洗手护士对手术台上的所有物品清点 2 遍,准确记录。

(2)清点纱布、纱单时,要完全展开,确认纱布和钡线是否完整。

(3)清点棉球时,将药杯里的棉球全部取出,依次摆开清点,并与巡回护士共同确认药杯已空,再将棉球依次放回药杯内。

(4)注意器械的完整性:注意扣克钳的齿和镊子齿是否完整,螺丝是否完整,缝针的针鼻儿是否完整。

(5)术中增加的物品,两人核对后及时记录。

(五)第一次手术安全核查

麻醉开始前,由手术医生主持,麻醉师、巡回护士按照《手术安全核查表》共同进行"三方"核查,医生看病历,麻醉师看医生工作站,巡回护士查看患者腕带,共同核对患者身份信息、手术方式、知情同意书、手术部位与标识、皮肤是否完整、术野皮肤准备情况,并查看影像资料、麻醉前物品准备情况等,核查无误后医生签字。

三、术中配合

(一)麻醉方法:全麻

麻醉过程中,手术室人员需陪同在患者身边,防止患者发生坠床。

(二)第二次手术安全核查

手术开始前,由麻醉师主持,手术医生、巡回护士共同进行第二次"三方"核查,再次核对患者身份信息、手术部位与标识等,无误后麻醉师签字;手术物品准备情况的核查由手术室护士执行并向手术医生和麻醉医生报告。

(三)手术步骤及配合要点

人工股骨头置换的手术步骤及配合要点见表 26-1。

表 26-1　人工股骨头置换的手术步骤及配合要点

手术步骤	手术护理配合	注意事项
1. 消毒及铺巾	1. 消毒范围:前后过正中线,上至剑突,患肢远端至踝关节上方,健肢远端至膝关节; 2. 递消毒钳夹消毒垫蘸 2% 碘酒一遍,75% 乙醇 2 遍消毒手术区域皮肤; 3. 铺单	1. 消毒的范围、顺序合格; 2. 碘酒、乙醇待干
2. 髋外侧切口	1. 递皮镊夹 75% 乙醇棉球消毒切口皮肤; 2. 递 45×45 贴膜,粘贴手术区域皮肤; 3. 递 23# 刀切开皮肤,递大弯血管钳、皮镊、高频电刀笔切开皮肤,皮下组织,阔筋膜; 4. 递骨膜剥离子,剥离阔筋膜张肌和臀中肌间隙,显露关节囊,切开关节囊,显露股骨颈; 5. 递摆锯切断股骨大粗隆至小粗隆股骨颈; 6. 用取头器取出股骨头,测量股骨头直径,显露髋臼,递髋臼锉依次从小到大锉去髋臼软骨,至各处软骨下骨有新鲜细密渗血后,脉冲冲洗术野; 7. 植入生物型臼杯,递螺钉,鼓锤固定,植入内衬; 8. 安装假体柄及球头试模; 9. 复位检查个方向活动是否稳定,关节松紧是否适宜,植入生物型假体及假体球头; 10. 安装完毕,再次检查各方向稳定,关节松紧适宜	备好纱布;取假体时小心,避免掉在地上

（续表）

手术步骤	手术护理配合	注意事项
3. 冲洗， 下引流	冲洗术腔，递缝线修复关节囊，术腔深处置入引流管	将开皮纱布放置污染区
4. 清点	同巡回老师核对器械卡片，清点器械并登记无误	器械上不能有明显血迹
5. 关口	1. 清点手术物品及手术器械； 2. 针线逐层关闭切口； 3. 皮肤缝合器缝皮	按照记录清点
6. 协助医生覆盖伤口	递乙醇棉球消毒切口，递伤口敷料贴	保留棉球需清点
7. 术后清点	同巡回老师核对器械卡片，清点器械并登记无误，加喷保湿剂，包好放于污器械间	器械上不能有明显血迹

四、术后

（一）第三次手术安全核查

患者离开手术室前，由巡回护士主持，手术医生、麻醉师共同进行第三次"三方"核查，包括患者身份信息、实际手术方式，确认手术标本，物品清点结果，检查皮肤完整性、动静脉通路、引流管，确认患者去向等内容，无误后巡回护士签字。

（二）送患者至麻醉复苏室

安置患者尿管，去除监护线，保护静脉，将患者病号服反穿保护颈部，加盖棉被，将患者从手术床移至对接车，与麻醉师一起送至麻醉复苏室，交由麻醉护士看管。

（三）送患者回病房

1. 搬运患者时应注意患者的适宜体位及保暖。
2. 转运过程中，保持液路及各种引流管的通畅，防止脱落，严密观察患者病情变化。
3. 手术医生、麻醉医生及手术室护士带齐患者物品，并约束好患者，共同将患者安全、稳妥地送回病房，与病房护士交接患者生命体征、皮肤、引流、输血输液（麻醉师交代）等情况，经病房护士核对正确后，与手术室护士在《手术患者交接记录单》上双签字；与家属交接患者衣物等。

（四）手术后访视

1. 向患者或家属自我介绍。
2. 询问患者及家属：对手术室工作是否满意？有什么意见建议？

第二十七章

股骨骨折切开复位内固定手术护理常规

一、适应证

1. 牵引疗法不成功。
2. 软组织的嵌入。
3. 有血管神经的损伤,探查修复同时予以整复内固定。
4. 病理性骨折。

二、术前准备

(一)术前访视

1. 由巡回护士于手术前一日落实。

2. 巡回护士持《手术室护理记录单》、《手术室压疮风险评估单》和《手术室术前健康宣教单》到病区护士站查阅病历,了解患者的一般情况(重点生命体征),病史,术前诊断,拟定手术名称,手术部位,手术体位,麻醉方式,既往手术史,药物过敏史,手术前医院感染检查项目结果,重要脏器的功能状态,血常规项目等。

3. 巡回护士到病房访视患者

(1)自我介绍、说明访视目的,告知手术时会陪伴患者,让患者消除紧张、恐惧心理,态度和蔼。

(2)询问患者有无过敏史,包括药物和食物、酒精碘酒、麻醉药品等;有无活动义齿及隐形眼镜;有无假肢、金属植入物、心脏起搏器等;女性是否月经期,男性患者有无前列腺增生。

(3)查看患者的血管情况;评估需要穿刺的部位,确定是否需要做深静脉穿刺。

(4)进行压疮风险评估,评分在 9 分及以上者告知其压疮风险因素及采取的措施,并

请患者或家属签字。

(5)女性不化妆,不涂口红;如果指甲上涂有颜色(红、黑、蓝等),请清除,否则影响指脉氧监测数据,影响手术。

(6)告知患者遵医嘱禁食水;明日手术室会有平车接送,请提前排空大小便,穿好病号服,将贵重物品交于家人保管。

(7)询问患者有无其他手术护理相关疑问并给予解释。

(8)发放《术前健康宣教单》。

(二)接患者至手术床

1. 由手术室护士于手术当日推平车(或轮椅)到病房接患者。

2. 手术室护士持《手术患者交接记录单》,病区护士持患者病历与患者共同查看"腕带"进行身份确认,询问是否禁食水,有无发热,贵重物品交于家属。手术室护士与病区护士共同查看皮肤清洁情况、有无手术部位标识,患者皮肤的完整性;交接有无术中用药,检查并携带影像资料、病历等,并在《手术患者交接记录单》上签字,为患者佩戴手术间号码牌后送往手术等待室;转运途中,平车固定护栏,保证患者安全,并注意保暖。

3. 巡回护士、器械护士在等待室接患者,问候安慰患者,介绍自己将陪伴患者手术,再次核对患者病历、腕带进行身份确认。

4. 准备室护士或巡回护士建立静脉通路(一般用 20 号静脉留置针)。贴膜固定,标记留置时间。接至手术间并安全平移到手术床上。

5. 有术前用药(抗生素)者,核对皮试结果、身份信息无误后及时输注,开皮前 30 分钟至 1 小时输注完毕。

(三)巡回护士术前准备

1. 物品准备

(1)一次性物品:电刀套,吸引器管×2 套,吸引器头,钡线纱布,绷带,45×45 切口贴膜,负压引流球,术后贴膜。

(2)无菌器械、敷料包:盆,下肢包(图 27-1),中单×2,骨口,手术衣。

(3)仪器设备:电刀,吸引器,气压止血带。

2. 留置尿管

(1)患者仰卧位。

(2)护士站在患者的右侧,打开导尿包第一层取出清洁包。清洁会阴部皮肤。打开导尿包内层,铺无菌区,第二次消毒。连接接尿袋,用镊子夹取液状石蜡棉球,润滑导尿管,置入需要的长度,见尿液时注射器注入水 10～15ml(防止尿道损伤),整理用物。

(3)如患者有前列腺增生,尿管不易置入,请泌尿外科医生协助。

3. 摆放手术体位　采取仰卧位(图 27-2)。

(1)患者仰卧,头下置头枕,高度平下侧肩高,使颈椎处于水平位置。

(2)患侧上肢置于可调节托手架上,远端关节稍低于近端关节。

(3)肩关节外展不超过 90°。

（4）上肢用约束带固定。

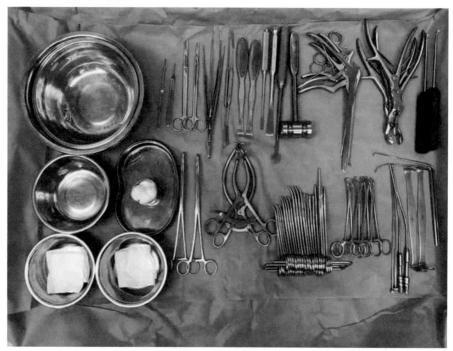

图 27-1　下肢包

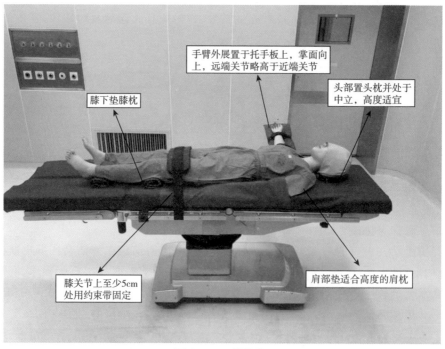

图 27-2　仰卧位

(四)器械护士术前准备

1. 摆台

(1)选择近手术区较宽敞的区域铺置无菌器械台。

(2)将无菌包放置于器械车中央,检查无菌包名称、灭菌日期和包外化学指示物,包装是否完整、干燥,有无破损。

(3)打开无菌包的外层包布后,洗手护士进行外科手消毒,由巡回护士用无菌持物钳打开内层无菌单;顺序为先打开近侧,检查包内灭菌化学指示物合格后再走到对侧打开对侧,四周无菌单垂于车缘下 30cm 以上,并保证无菌单下缘在回风口以上。协助洗手护士穿无菌手术衣、戴无菌手套。再由巡回护士与洗手护士一对一打开无菌敷料、无菌物品。

(4)洗手护士按照器械卡片将无菌器械台面按器械物品使用顺序、频率、分类进行摆放,方便拿取物品。

2. 铺单

(1)一块治疗巾盖会阴。

(2)术侧肢体下铺双层 1/2 折中单。

(3)一块治疗巾由下至上围绕大腿根部及止血带,布巾钳固定。

(4)中单一条铺盖上身及头架。

(5)一条中单由下至上围绕大腿根部及止血带,布巾钳固定。

(6)1/2 折中单平术侧腿下手术床缘一条,上身及头架再铺中单。

(7)1/2 折中单平对侧腿下手术床缘一条,上身及头架再铺中单一条。

(8)上身中单一条悬挂隔离区。

3. 物品清点

(1)分别在手术开始前、关闭体腔前、关闭体腔后、缝合皮肤后 4 个时刻,巡回护士与洗手护士对手术台上的所有物品清点 2 遍,准确记录。

(2)清点纱布、纱单时,要完全展开,确认纱布和钡线是否完整。

(3)清点棉球时,将药杯里的棉球全部取出,依次摆开清点,并与巡回护士共同确认药杯已空,再将棉球依次放回药杯内。

(4)注意器械的完整性:注意扣克钳的齿和镊子齿是否完整,螺丝是否完整,缝针的针鼻儿是否完整。

(5)术中增加的物品,两人核对后及时记录。

(五)第一次手术安全核查

麻醉开始前,由手术医生主持,麻醉师、巡回护士按照《手术安全核查表》共同进行"三方"核查,医生看病历,麻醉师看医生工作站,巡回护士查看患者腕带,共同核对患者身份信息、手术方式、知情同意书、手术部位与标识,皮肤是否完整,术野皮肤准备情况,并查看影像资料、麻醉前物品准备情况等,核查无误后医生签字。

三、术中配合

(一)麻醉方法:全麻

麻醉过程中,手术室人员需陪同在患者身边,防止患者发生坠床。

(二)第二次手术安全核查

手术开始前,由麻醉师主持,手术医生、巡回护士共同进行第二次"三方"核查,再次核对患者身份信息、手术部位与标识等,无误后麻醉师签字;手术物品准备情况的核查由手术室护士执行并向手术医生和麻醉医生报告。

(三)手术步骤及配合要点

股骨骨折切开复位内固定的手术步骤及配合要点见表 27-1。

表 27-1　股骨骨折切开复位内固定的手术步骤及配合要点

手术步骤	手术护理配合	注意事项
1. 消毒及铺巾	1. 消毒范围:切口 20mm 以上,上下各超过一个关节; 2. 递消毒钳夹消毒垫蘸 2%碘酒一遍,75%乙醇 2 遍消毒手术区域皮肤; 3. 铺单	1. 消毒的范围、顺序合格; 2. 碘酒、乙醇待干
2. 髌骨下缘至胫骨结节处纵行切口	1. 递皮镊夹 75%乙醇棉球消毒切口皮肤; 2. 递 45×45 贴膜,粘贴手术区域皮肤; 3. 递 23♯刀切开皮肤,递大弯血管钳、皮镊、高频电刀笔切开皮肤,皮下组织,髌腱; 4. 递骨膜剥离子,剥离	备好纱布
3. 定位; 固定; C 型臂透视	1. 直径 12mm 钻扩髓,打通骨髓腔; 2. 通常后置 11mm,长 360mm 的金属带锁髓内钉——B 型大型带锁髓内钉,近端锁钉 2 枚,远端锁钉 2 枚锁定; 3. 固定后,用 C 型臂透视,确定骨折断端对位、对线是否良好	将开皮纱布放置污染区
4. 冲洗, 放置引流管	1. 大量盐水冲洗,检查有无出血; 2. 放置引流球	
5. 清点	同巡回老师核对器械卡片,清点器械并登记无误	器械上不能有明显血迹

（续表）

手术步骤	手术护理配合	注意事项
6. 关口	1. 清点手术物品及手术器械； 2. 针线逐层关闭切口； 3. 皮肤缝合器缝皮	按照记录清点
7. 协助医生覆盖伤口	递乙醇棉球消毒切口，递伤口敷料贴	保留棉球需清点
8. 术后清点	同巡回老师核对器械卡片，清点器械并登记无误，加喷保湿剂，包好放于污器械间	器械上不能有明显血迹

四、术后

（一）第三次手术安全核查

患者离开手术室前，由巡回护士主持，手术医生、麻醉师共同进行第三次"三方"核查，包括患者身份信息、实际手术方式，物品清点结果，检查皮肤完整性、动静脉通路、引流管，确认患者去向等内容，无误后巡回护士签字。

（二）送患者至麻醉复苏室

安置患者尿管，去除监护线，保护静脉，将患者病号服反穿保护颈部，加盖棉被，将患者从手术床移至对接车，与麻醉师一起送至麻醉复苏室，交由麻醉护士看管。

（三）送患者回病房

1. 搬运患者时应注意患者的适宜体位及保暖。

2. 转运过程中，保持液路及各种引流管的通畅，防止脱落，严密观察患者病情变化。

3. 手术医生、麻醉医生及手术室护士带齐患者物品，并约束好患者，共同将患者安全、稳妥地送回病房，与病房护士交接患者生命体征、皮肤、引流、输血输液（麻醉师交代）等情况，经病房护士核对正确后，与手术室护士在《手术患者交接记录单》上双签字；与家属交接患者衣物等。

（四）手术后访视

1. 向患者或家属自我介绍。

2. 询问患者及家属：对手术室工作是否满意？有什么意见建议？

第二十八章

膝关节人工表面假体置换手术
护理常规

一、适应证

1. 骨性关节炎。
2. 类风湿关节炎,创伤导致的软骨的退变、损害,最后关节间隙变窄,疼痛,活动受限。
3. 创伤性关节炎。
4. 严重的关节炎性疾病,如晚期痛风性关节炎。

二、术前准备

(一)术前访视

1. 由巡回护士于手术前一日落实。
2. 巡回护士持《手术室护理记录单》、《手术室压疮风险评估单》和《手术室术前健康宣教单》到病区护士站查阅病历,了解患者的一般情况(重点生命体征),病史,术前诊断,拟定手术名称,手术部位,手术体位,麻醉方式,既往手术史,药物过敏史,手术前医院感染检查项目结果,重要脏器的功能状态,血常规项目等。
3. 巡回护士到病房访视患者
(1)自我介绍、说明访视目的,告知手术时会陪伴患者,让患者消除紧张、恐惧心理,态度和蔼。
(2)询问患者有无过敏史,包括药物和食物、酒精碘酒、麻醉药品等;有无活动义齿及隐形眼镜;有无假肢、金属植入物、心脏起搏器等;女性是否月经期,男性患者有无前列腺增生。
(3)查看患者的血管情况;评估需要穿刺的部位,确定是否需要做深静脉穿刺。

(4)进行压疮风险评估,评分在9分及以上者告知其压疮风险因素及采取的措施,并请患者或家属签字。

(5)女性不化妆,不涂口红;如果指甲上涂有颜色(红、黑、蓝等),请清除,否则影响指脉氧监测数据,影响手术。

(6)告知患者遵医嘱禁食水;明日手术室会有平车接送,请提前排空大小便,穿好病号服,将贵重物品交于家人保管。

(7)询问患者有无其他手术护理相关疑问并给予解释。

(8)发放《术前健康宣教单》。

(二)接患者至手术床

1. 由手术室护士于手术当日推平车(或轮椅)到病房接患者。

2. 手术室护士持《手术患者交接记录单》,病区护士持患者病历与患者共同查看"腕带"进行身份确认,询问是否禁食水,有无发热,贵重物品交于家属。手术室护士与病区护士共同查看皮肤清洁情况、有无手术部位标识,患者皮肤的完整性;交接有无术中用药,检查并携带影像资料、病历等,并在《手术患者交接记录单》上签字,为患者佩戴手术间号码牌后送往手术等待室;转运途中,平车固定护栏,保证患者安全,并注意保暖。

3. 巡回护士、器械护士在等待室接患者,问候安慰患者,介绍自己将陪伴患者手术,再次核对患者病历、腕带进行身份确认。

4. 准备室护士或巡回护士建立静脉通路(一般用20号静脉留置针)。贴膜固定,标记留置时间。接至手术间并安全平移到手术床上。

5. 有术前用药(抗生素)者,核对皮试结果、身份信息无误后及时输注,开皮前30分钟至1小时输注完毕。

(三)巡回护士术前准备

1. 物品准备

(1)一次性物品:电刀套,吸引器管(2套),吸引器头,钡线纱布,绷带,45×45切口贴膜,负压引流球,术后贴膜。

(2)无菌器械、敷料包:盆,下肢包(图28-1),中单,骨口,手术衣。

(3)仪器设备:电刀,吸引器,气压止血带。

(4)特殊物品:动力系统:电钻,电锯,脉冲冲洗器,骨水泥。

2. 留置尿管

(1)患者仰卧位,双腿屈曲外展。

(2)护士站在患者的右侧,打开导尿包第一层取出清洁包。清洁会阴部皮肤。打开导尿包内层,铺无菌区,第二次消毒。连接接尿袋,用镊子夹取液状石蜡棉球,润滑导尿管,置入需要的长度,见尿液时注射器注入水10~15ml(防止尿道损伤),整理用物。

(3)如患者有前列腺增生,尿管不易置入,请泌尿外科医生协助。

3. 患者体位　仰卧位(图28-2)。

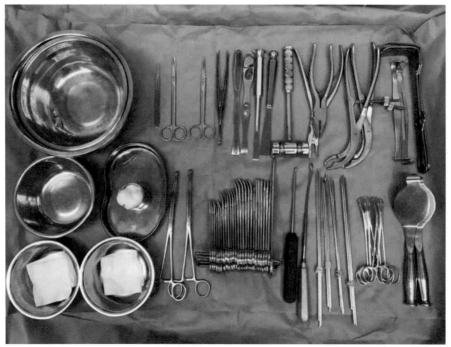

图 28 - 1　下肢包

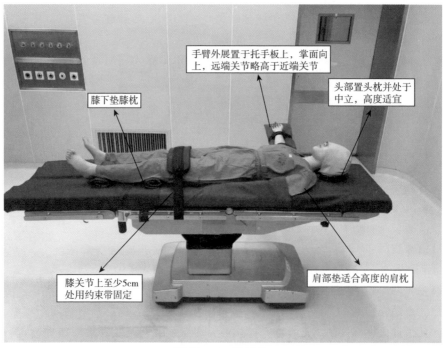

图 28 - 2　仰卧位

(四)器械护士术前准备

1. 摆台

(1)选择近手术区较宽敞区域铺置无菌器械台。

(2)将无菌包放置于器械车中央,检查无菌包名称、灭菌日期和包外化学指示物,包装是否完整、干燥,有无破损。

(3)打开无菌包的外层包布后,洗手护士进行外科手消毒,由巡回护士用无菌持物钳打开内层无菌单;顺序为先打开近侧,检查包内灭菌化学指示物合格后再走到对侧打开对侧,四周无菌单垂于车缘下30cm以上,并保证无菌单下缘在回风口以上。协助洗手护士穿无菌手术衣、戴无菌手套。再由巡回护士与洗手护士一对一打开无菌敷料、无菌物品。

(4)洗手护士按照器械卡片将无菌器械台面按器械物品使用顺序、频率、分类进行摆放,方便拿取物品。

2. 铺单

(1)一块治疗巾盖会阴。

(2)术侧肢体下铺双层1/2折中单。

(3)一块治疗巾由下至上围绕大腿根部,布巾钳固定。

(4)中单一条铺盖上身及头架。

(5)一条中单围大腿根部,布巾钳固定。

(6)1/2折中单平术侧腿下手术床缘一条,上身及头架再铺中单一条。

(7)1/2折中单平对侧腿下手术床缘一条,上身及头架再铺中单一条。

(8)上身中单一条悬挂隔离区。

3. 物品清点

(1)分别在手术开始前、关闭体腔前、关闭体腔后、缝合皮肤后4个时刻,巡回护士与洗手护士对手术台上的所有物品清点两遍,准确记录。

(2)清点纱布、纱单时,要完全展开,确认纱布和钡线是否完整。

(3)清点棉球时,将药杯里的棉球全部取出,依次摆开清点,并与巡回护士共同确认药杯已空,再将棉球依次放回药杯内。

(4)注意器械的完整性:注意扣克钳的齿和镊子齿是否完整,螺丝是否完整,缝针的针鼻儿是否完整。

(5)术中增加的物品,两人核对后及时记录。

(五)第一次手术安全核查

麻醉开始前,由手术医生主持,麻醉师、巡回护士按照《手术安全核查表》共同进行"三方"核查,医生看病历,麻醉师看医生工作站,巡回护士查看患者腕带,共同核对患者身份信息、手术方式、知情同意书、手术部位与标识,皮肤是否完整,术野皮肤准备情况,并查看影像资料、麻醉前物品准备情况等,核查无误后医生签字。

三、术中配合

(一)麻醉方法:全麻

麻醉过程中,手术室人员需陪同在患者身边,防止患者发生坠床。

(二)第二次手术安全核查

手术开始前,由麻醉师主持,手术医生、巡回护士共同进行第二次"三方"核查,再次核对患者身份信息、手术部位与标识等,无误后麻醉师签字;手术物品准备情况的核查由手术室护士执行并向手术医生和麻醉医生报告。

(三)手术步骤及配合要点

膝关节人工表面假体置换的手术步骤及配合要点见表28-1。

表 28-1 膝关节人工表面假体置换的手术步骤及配合要点

手术步骤	手术护理配合	注意事项
1. 消毒及铺巾	1. 消毒范围:手术区周围消毒,切口 20mm 以上,上下各超过一个关节; 2. 递消毒钳夹消毒垫蘸 2%碘酒一遍,75%乙醇 2 遍消毒手术区域皮肤; 3. 铺单	1. 消毒的范围、顺序合格; 2. 碘酒、乙醇待干
2. 膝前纵行切口	1. 递皮镊夹 75%乙醇棉球消毒切口皮肤; 2. 递 45×45 贴膜,粘贴手术区域皮肤; 3. 递 23♯刀切开皮肤,递大弯血管钳、皮镊,依次切开皮肤、皮下组织; 4. 递骨膜剥离子,剥离深筋膜,沿髌骨内侧缘切开关节囊,将髌骨外翻脱位; 5. 切除髌上囊、髌下脂肪垫,清除骨关节周围骨赘块	备好纱布
3. 定位	递钻,在股骨髁间窝顶点内侧钻孔,开髓	/
4. 固定	1. 递抱踝器抱住踝关节,安装髓外胫骨截骨装置,递髓内定位器,确定股骨远端截骨,拔出定位器,放置截骨模块,根据需要选择合适的截骨导向器递于术者,递小骨锤及 2 枚无头钉固定,电钻根据模块截骨(骨块保留,修剪成块髁间开髓孔大小的骨块),更换截骨模块,分别于前髁、后髁及髁间窝截骨,将修剪好的骨块填塞到髁间孔,打压夯实,根据截骨面安装试模;	/

(续表)

手术步骤	手术护理配合	注意事项
	2. 递胫骨髓外定位器,保持水平力线,垂直于水平面; 3. 测量伸曲间隙,测量假体大小,截骨面涂抹骨水泥,分别在胫骨、股骨表面假体,打压夯实,递血管钳,去除关节假体表面周围的水泥,放置合适的垫片; 4. 修正髌骨的表面,将髌骨去神经化处理; 5. 检查位置良好,力线良好	
5. 放置引流管	1. 冲洗,止血; 2. 放置引流管	/
6. 清点	同巡回老师核对器械卡片,清点器械并登记无误	器械上不能有明显血迹
7. 关口	1. 清点手术物品及手术器械; 2. 针线逐层关闭切口; 3. 皮肤缝合器缝皮	按照记录清点
8. 协助医生覆盖伤口	递乙醇棉球消毒切口,递伤口敷料贴	保留棉球需清点
9. 术后清点	同巡回老师核对器械卡片,清点器械并登记无误,加喷保湿剂,包好放于污器械间	器械上不能有明显血迹

四、术后

(一)第三次手术安全核查

患者离开手术室前,由巡回护士主持,手术医生、麻醉师共同进行第三次"三方"核查,包括患者身份信息、实际手术方式,确认手术标本,物品清点结果,检查皮肤完整性、动静脉通路、引流管,确认患者去向等内容,无误后巡回护士签字。

(二)送患者至麻醉复苏室

安置患者尿管,去除监护线,保护静脉,将患者病号服反穿保护颈部,加盖棉被,将患者从手术床移至对接车,与麻醉师一起送至麻醉复苏室,交由麻醉护士看管。

(三)送患者回病房

1. 搬运患者时应注意患者的适宜体位及保暖。

2. 转运过程中,保持液路及各种引流管的通畅,防止脱落,严密观察患者病情变化。

3. 手术医生、麻醉医生及手术室护士带齐患者物品,并约束好患者,共同将患者安全、稳妥地送回病房,与病房护士交接患者生命体征、皮肤、引流、输血输液(麻醉师交代)等情况,经病房护士核对正确后,与手术室护士在《手术患者交接记录单》上双签字;与家属交接患者衣物等。

(四)手术后访视

1. 向患者或家属自我介绍。

2. 询问患者及家属:对手术室工作是否满意? 有什么意见建议?

第二十九章

膝关节镜下半月板切除手术护理常规

一、适应证

1. 半月板疾病。
2. 急性半月板损伤。
3. 关节软骨疾病。

二、术前准备

(一)术前访视

1. 由巡回护士于手术前一日落实。

2. 巡回护士持《手术室护理记录单》、《手术室压疮风险评估单》和《手术室术前健康宣教单》到病区护士站查阅病历,了解患者的一般情况(重点生命体征),病史,术前诊断,拟定手术名称,手术部位,手术体位,麻醉方式,既往手术史,药物过敏史,手术前医院感染检查项目结果,重要脏器的功能状态,血常规项目等。

3. 巡回护士到病房访视患者

(1)自我介绍、说明访视目的,告知手术时会陪伴患者,让患者消除紧张、恐惧心理,态度和蔼。

(2)询问患者有无过敏史,包括药物和食物、酒精碘酒、麻醉药品等;有无活动义齿及隐形眼镜;有无假肢、金属植入物、心脏起搏器等;女性是否月经期,男性患者有无前列腺增生。

(3)查看患者的血管情况;评估需要穿刺的部位,确定是否需要做深静脉穿刺。

(4)进行压疮风险评估,评分在 9 分及以上者告知其压疮风险因素及采取的措施,并请患者或家属签字。

(5)女性不化妆,不涂口红;如果指甲上涂有颜色(红、黑、蓝等),请清除,否则影响指脉氧监测数据,影响手术。

(6)告知患者遵医嘱禁食水;明日手术室会有平车接送,请提前排空大小便,穿好病号服,将贵重物品交于家人保管。

(7)询问患者有无其他手术护理相关疑问并给予解释。

(8)发放《术前健康宣教单》。

(二)接患者至手术床

1. 由手术室护士于手术当日推平车(或轮椅)到病房接患者。

2. 手术室护士持《手术患者交接记录单》,病区护士持患者病历与患者共同查看"腕带"进行身份确认,询问是否禁食水,有无发热,贵重物品交于家属。手术室护士与病区护士共同查看皮肤清洁情况、有无手术部位标识,患者皮肤的完整性;交接有无术中用药,检查并携带影像资料、病历等,并在《手术患者交接记录单》上签字,为患者佩戴手术间号码牌后送往手术等待室;转运途中,平车固定护栏,保证患者安全,并注意保暖。

3. 巡回护士、器械护士在等待室接患者,问候安慰患者,介绍自己将陪伴患者手术,再次核对患者病历、腕带进行身份确认。

4. 准备室护士或巡回护士建立静脉通路(一般用20号静脉留置针)。贴膜固定,标记留置时间。接至手术间并安全平移到手术床上。

5. 有术前用药(抗生素)者,核对皮试结果、身份信息无误后及时输注,开皮前30分钟至1小时输注完毕。

(三)巡回护士术前准备

1. 物品准备

(1)一次性物品:水管(1套),吸引器管,冲洗管,钡线纱布,绷带,45×45切口贴膜,负压引流球,术后贴膜,3000ml冲洗液,棉垫。

(2)无菌器械、敷料包:盆,关节镜包(图29-1),关节镜备件(图29-2),中单,骨口,手术衣。

(3)仪器设备:电刀,吸引器,气压止血带。

2. 留置尿管

(1)患者仰卧位。

(2)护士站在患者的右侧,打开导尿包第一层取出清洁包。清洁会阴部皮肤。打开导尿包内层,铺无菌区,第二次消毒。连接接尿袋,用镊子夹取液状石蜡棉球,润滑导尿管,置入需要的长度,见尿液时注射器注入水10~15ml(防止尿道损伤),整理用物。

(3)如患者有前列腺增生,尿管不易置入,请泌尿外科医生协助。

3. 摆放手术体位 采取仰卧位(图29-3)。

(1)患者仰卧,头下置头枕,高度平下侧肩高,使颈椎处于水平位置。

(2)患侧上肢置于可调节托手架上,远端关节稍低于近端关节。

(3)肩关节外展不超过90°。

（4）上肢用约束带固定。

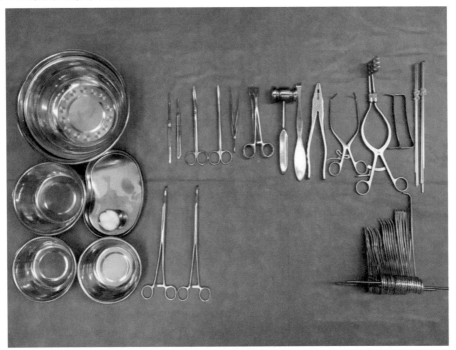

图 29 - 1　关节镜包

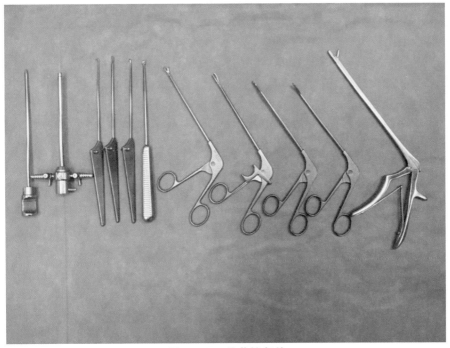

图 29 - 2　关节镜备件

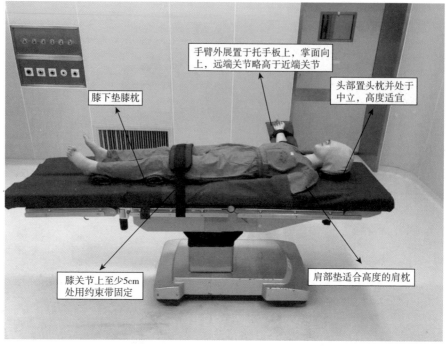

图 29-3 仰卧位

图中标注文字：

膝下垫膝枕

手臂外展置于托手板上，掌面向上，远端关节略高于近端关节

头部置头枕并处于中立，高度适宜

膝关节上至少5cm处用约束带固定

肩部垫适合高度的肩枕

(四)器械护士术前准备

1. 摆台

(1)选择近手术区较宽敞区域铺置无菌器械台。

(2)将无菌包放置于器械车中央,检查无菌包名称、灭菌日期和包外化学指示物,包装是否完整、干燥,有无破损。

(3)打开无菌包的外层包布后,洗手护士进行外科手消毒,由巡回护士用无菌持物钳打开内层无菌单;顺序为先打开近侧,检查包内灭菌化学指示物合格后再走到对侧打开对侧,四周无菌单垂于车缘下 30cm 以上,并保证无菌单下缘在回风口以上。协助洗手护士穿无菌手术衣、戴无菌手套。再由巡回护士与洗手护士一对一打开无菌敷料、无菌物品。

(4)洗手护士按照器械卡片将无菌器械台面按器械物品使用顺序、频率、分类进行摆放,方便拿取物品。

2. 铺单

(1)一块治疗巾盖会阴。

(2)术侧肢体下铺双层 1/2 折中单。

(3)一块治疗巾由下至上围绕大腿根部及止血带,布巾钳固定。

(4)中单一条铺盖上身及头架。

(5)一条中单由下至上围绕大腿根部及止血带,布巾钳固定。

(6)1/2 折中单平术侧腿下手术床缘一条,上身及头架再铺中单。

(7)1/2 折中单平对侧腿下手术床缘一条,上身及头架再铺中单一条。

（8）上身中单一条悬挂隔离区。

3. 物品清点

（1）分别在手术开始前、关闭体腔前、关闭体腔后、缝合皮肤后4个时刻，巡回护士与洗手护士对手术台上的所有物品清点2遍，准确记录。

（2）清点纱布、纱单时，要完全展开，确认纱布和钡线是否完整。

（3）清点棉球时，将药杯里的棉球全部取出，依次摆开清点，并与巡回护士共同确认药杯已空，再将棉球依次放回药杯内。

（4）注意器械的完整性：注意扣克钳的齿和镊子齿是否完整，螺丝是否完整，缝针的针鼻儿是否完整。

（5）术中增加的物品，两人核对后及时记录。

（五）第一次手术安全核查

麻醉开始前，由手术医生主持，麻醉师、巡回护士按照《手术安全核查表》共同进行"三方"核查，医生看病历，麻醉师看医生工作站，巡回护士查看患者腕带，共同核对患者身份信息、手术方式、知情同意书、手术部位与标识，皮肤是否完整，术野皮肤准备情况，并查看影像资料、麻醉前物品准备情况等，核查无误后医生签字。

三、术中配合

（一）麻醉方法：全麻

麻醉过程中，手术室人员需陪同在患者身边，防止患者发生坠床。

（二）第二次手术安全核查

手术开始前，由麻醉师主持，手术医生、巡回护士共同进行第二次"三方"核查，再次核对患者身份信息、手术部位与标识等，无误后麻醉师签字；手术物品准备情况的核查由手术室护士执行并向手术医生和麻醉医生报告。

（三）手术步骤及配合要点

膝关节镜下半月板切除的手术步骤及配合要点见表29-1。

表29-1　膝关节镜下半月板切除的手术步骤及配合要点

手术步骤	手术护理配合	注意事项
1. 消毒及铺巾	1. 消毒范围：切口20mm以上，上下各超过一个关节； 2. 递消毒钳夹消毒垫蘸2%碘酒1遍，75%乙醇2遍消毒手术区域皮肤； 3. 铺单	1. 消毒的范围、顺序合格； 2. 碘酒、乙醇待干

（续表）

手术步骤	手术护理配合	注意事项
2. 切口	1. 递皮镊夹 75％乙醇棉球消毒切口皮肤； 2. 递 45×45 贴膜,粘贴手术区域皮肤； 3. 递 11♯刀切开皮肤,在髌骨前内侧切一小口,以锐性穿刺器穿破关节囊,再用钝性穿刺器进入关节腔,插入关节镜镜头,打开灌洗液进入关节腔,使术野清晰	1. 备好纱布； 2. 将开皮纱布放置污染区
3. 清理关节腔	1. 递 11♯刀片,再在髌骨前内侧切一小口,置入戳卡,以便手术器械进入关节腔内进行清理； 2. 用篮钳或电动刨刀将破裂的半月板修建成形或切除,用刨刀将关节腔内发炎增生的滑膜组织切除	及时清理刨刀
4. 清点	同巡回老师核对器械卡片,清点器械并登记无误	器械上不能有明显血迹
5. 关口	1. 清点手术物品及手术器械； 2. 针线逐层关闭切口	按照记录清点
6. 协助医生覆盖伤口	1. 递乙醇棉球消毒切口,递伤口敷料贴； 2. 递棉垫绷带加压包扎	保留棉球需清点
7. 术后清点	同巡回老师核对器械卡片,清点器械并登记无误,加喷保湿剂,包好放于污器械间	器械上不能有明显血迹

注意事项如下：

1. 麻醉后患者平卧,双上肢外展的角度在 90°以内,防止上肢臂丛神经的损伤。

2. 术中大量使用灌洗液应给患者保暖,灌洗液最好提前放入温箱内。

3. 关节镜手术过程中持续冲洗关节腔,为防止手术野潮湿并保持无菌,通常在敷料上面铺置护皮巾和一块带有引流袋的脑外专用护皮膜,使冲洗液流入手术台下桶内。

4. 关节镜精密器械轻拿轻放,防止碰撞。

5. 灌洗液保持适宜的压力,若压力过小,气泡会进入关节腔影响术者的视野。

6. 关节镜设备为贵重仪器,使用后应登记,光源线切忌打折、扭曲,盘绕直径不得少于 20cm。

四、术后

(一)第三次手术安全核查

患者离开手术室前,由巡回护士主持,手术医生、麻醉师共同进行第三次"三方"核查,包括患者身份信息、实际手术方式,物品清点结果,检查皮肤完整性、动静脉通路、引流管,确认患者去向等内容,无误后巡回护士签字。

(二)送患者至麻醉复苏室

安置患者,保护静脉,将患者病号服反穿保护颈部,加盖棉被,将患者从手术床移至对接车,与麻醉师一起送至麻醉复苏室,交由麻醉护士看管。

(三)送患者回病房

1. 搬运患者时应注意患者的适宜体位及保暖。
2. 转运过程中,保持液路通常,严密观察患者病情变化。
3. 手术医生、麻醉医生及手术室护士带齐患者物品,并约束好患者,共同将患者安全、稳妥地送回病房,与病房护士交接患者生命体征、皮肤、引流、输血输液(麻醉师交代)等情况,经病房护士核对正确后,与手术室护士在《手术患者交接记录单》上双签字;与家属交接患者衣物等。

(四)手术后访视

1. 向患者或家属自我介绍。
2. 询问患者及家属:对手术室工作是否满意? 有什么意见建议?

第三十章

腕管综合征切开减压手术护理常规

一、症状

腕管综合征是最常见的周围神经卡压性疾病，也是手外科医生最常进行手术治疗的疾病，症状包括正中神经的支配（拇指、示指、中指和环指桡侧半）感觉异常和麻木。夜间手指麻木很多时候是腕管综合征的首发症状。

二、术前准备

(一)术前访视

1. 由巡回护士于手术前一日落实。

2. 巡回护士持《手术室护理记录单》、《手术室压疮风险评估单》和《手术室术前健康宣教单》到病区护士站查阅病历，了解患者的一般情况（重点生命体征），病史，术前诊断，拟定手术名称，手术部位，手术体位，麻醉方式，既往手术史，药物过敏史，手术前医院感染检查项目结果，重要脏器的功能状态，血常规项目等。

3. 巡回护士到病房访视患者

(1)自我介绍、说明访视目的，告知手术时会陪伴患者，让患者消除紧张、恐惧心理，态度和蔼。

(2)询问患者有无过敏史，包括药物和食物、酒精碘酒、麻醉药品等；有无活动义齿及隐形眼镜；有无假肢、金属植入物、心脏起搏器等；女性是否月经期，男性患者有无前列腺增生。

(3)查看患者的血管情况；评估需要穿刺的部位，确定是否需要做深静脉穿刺。

(4)进行压疮风险评估，评分在9分及以上者告知其压疮风险因素及采取的措施，并请患者或家属签字。

(5)女性不化妆，不涂口红；如果指甲上涂有颜色（红、黑、蓝等），请清除，否则影响指脉氧监测数据，影响手术。

（6）告知患者遵医嘱禁食水；明日手术室会有平车接送，请提前排空大小便，穿好病号服，将贵重物品交于家人保管。

（7）询问患者有无其他手术护理相关疑问并给予解释。

（8）发放《术前健康宣教单》。

（二）接患者至手术床

1. 由手术室护士于手术当日推平车（或轮椅）到病房接患者。

2. 手术室护士持《手术患者交接记录单》，病区护士持患者病历与患者共同查看"腕带"进行身份确认，询问是否禁食水，有无发热，贵重物品交于家属。手术室护士与病区护士共同查看皮肤清洁情况、有无手术部位标识，患者皮肤的完整性；交接有无术中用药，检查并携带影像资料、病历等，并在《手术患者交接记录单》上签字，为患者佩戴手术间号码牌后送往手术等待室；转运途中，平车固定护栏，保证患者安全，并注意保暖。

3. 巡回护士、器械护士在等待室接患者，问候安慰患者，介绍自己将陪伴患者手术，再次核对患者病历、腕带进行身份确认。

4. 准备室护士或巡回护士建立静脉通路（一般用 20 号静脉留置针）。贴膜固定，标记留置时间。接至手术间并安全平移到手术床上。

5. 有术前用药（抗生素）者，核对皮试结果、身份信息无误后及时输注，开皮前 30 分钟至 1 小时输注完毕。

（三）巡回护士术前准备

1. 物品准备

（1）一次性物品：电刀套，吸引器管（2 套），吸引器头，钡线纱布，绷带，45×45 切口贴膜，术后贴膜，充气止血带。

（2）无菌器械、敷料包：盆，手足包（图 30 - 1），中单，骨口，手术衣。

（3）仪器设备：电刀，吸引器，气压止血带。

2. 摆放手术体位　采取仰卧位（图 30 - 2）。

（四）器械护士术前准备

1. 摆台

（1）选择近手术区较宽敞区域铺置无菌器械台。

（2）将无菌包放置于器械车中央，检查无菌包名称、灭菌日期和包外化学指示物，包装是否完整、干燥，有无破损。

（3）打开无菌包的外层包布后，洗手护士进行外科手消毒，由巡回护士用无菌持物钳打开内层无菌单；顺序为先打开近侧，检查包内灭菌化学指示物合格后再走到对侧打开对侧，四周无菌单垂于车缘下 30cm 以上，并保证无菌单下缘在回风口以上。协助洗手护士穿无菌手术衣、戴无菌手套。再由巡回护士与洗手护士一对一打开无菌敷料、无菌物品。

（4）洗手护士按照器械卡片将无菌器械台面按器械物品使用顺序、频率、分类进行摆放,方便拿取物品。

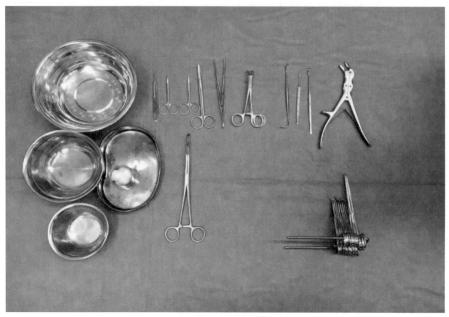

图 30 - 1　手足包

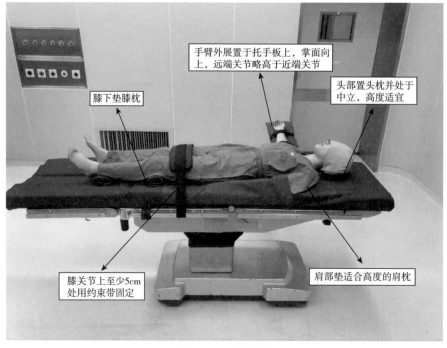

图 30 - 2　仰卧位

2. 铺单

(1)一块治疗巾盖上臂。

(2)术侧肢体下铺双层 1/2 折中单。

（3）一块治疗巾由下至上围绕上肢根部及止血带,布巾钳固定。

（4）中单一条铺盖上身及头架。

（5）一条中单围上肢根部,布巾钳固定。

（6）上身及头架再铺中单一条。

（7）上身中单一条悬挂隔离区。

3. 物品清点

（1）分别在手术开始前、关闭体腔前、关闭体腔后、缝合皮肤后4个时刻,巡回护士与洗手护士对手术台上的所有物品清点2遍,准确记录。

（2）清点纱布、纱单时,要完全展开,确认纱布和钡线是否完整。

（3）清点棉球时,将药杯里的棉球全部取出,依次摆开清点,并与巡回护士共同确认药杯已空,再将棉球依次放回药杯内。

（4）注意器械的完整性:注意扣克钳的齿和镊子齿是否完整,螺丝是否完整;缝针的针鼻儿是否完整。

（5）术中增加的物品,两人核对后及时记录。

（五）第一次手术安全核查

麻醉开始前,由手术医生主持,麻醉师、巡回护士按照《手术安全核查表》共同进行"三方"核查,医生看病历,麻醉师看医生工作站,巡回护士查看患者腕带,共同核对患者身份信息、手术方式、知情同意书、手术部位与标识、皮肤是否完整,术野皮肤准备情况,并查看影像资料、麻醉前物品准备情况等,核查无误后医生签字。

三、术中配合

（一）麻醉方法:全麻

麻醉过程中,手术室人员需陪同在患者身边,防止患者发生坠床。

（二）第二次手术安全核查

手术开始前,由麻醉师主持,手术医生、巡回护士共同进行第二次"三方"核查,再次核对患者身份信息、手术部位与标识等,无误后麻醉师签字;手术物品准备情况的核查由手术室护士执行并向手术医生和麻醉医生报告。

（三）手术步骤及配合要点

腕管综合征切开减压的手术步骤及配合要点见表30-1。

表 30 - 1　腕管综合征切开减压的手术步骤及配合要点

手术步骤	手术护理配合	注意事项
1. 消毒及铺巾	1. 消毒范围：手术周围区域消毒，切口 20mm 以上，上下各超过一个关节； 2. 递消毒钳夹消毒垫蘸 2% 碘酒一遍，75% 乙醇 2 遍消毒手术区域皮肤； 3. 铺单	1. 消毒的范围、顺序合格； 2. 碘酒、乙醇待干
2. 掌长肌、桡侧腕屈肌腱间，弧形经过腕横纹至小鱼际桡侧行切口	1. 递皮镊夹 75% 乙醇棉球消毒切口皮肤； 2. 递 23♯ 刀切开皮肤，递大弯血管钳、皮镊，依次切开皮肤、皮下组织，暴露腕掌横韧带及正中神经； 3. 切除部分腕掌横韧带，韧带下正中神经被压细、变薄、变硬； 4. 递血管钳剥除部分神经外膜，以松解神经	备好纱布
3. 冲洗	1. 松止血带； 2. 冲洗，止血	
4. 清点	同巡回老师核对器械卡片，清点器械并登记无误	器械上不能有明显血迹
5. 关口	1. 清点手术物品及手术器械； 2. 针线逐层关闭切口； 3. 皮肤缝合器缝皮	按照记录清点
6. 协助医生覆盖伤口	递乙醇棉球消毒切口，递伤口敷料贴	保留棉球需清点
7. 术后清点	同巡回老师核对器械卡片，清点器械并登记无误，加喷保湿剂，包好放于污器械间	器械上不能有明显血迹

四、术后

(一)第三次手术安全核查

患者离开手术室前，由巡回护士主持，手术医生、麻醉师共同进行第三次"三方"核查，包括患者身份信息、实际手术方式，物品清点结果，检查皮肤完整性、动静脉通路、引流管，确认患者去向等内容，无误后巡回护士签字。

(二)送患者至麻醉复苏室

安置患者，去除监护线，保护静脉，将患者病号服反穿保护颈部，加盖棉被，将患者从手术床移至对接车,与麻醉师一起送至麻醉复苏室,交由麻醉护士看管。

(三)送患者回病房

1. 搬运患者时应注意患者的适宜体位及保暖。

2. 转运过程中,保持液路及各种引流管的通畅,防止脱落,严密观察患者病情变化。

3. 手术医生、麻醉医生及手术室护士带齐患者物品,并约束好患者,共同将患者安全、稳妥地送回病房,与病房护士交接患者生命体征、皮肤、引流、输血输液(麻醉师交代)等情况,经病房护士核对正确后,与手术室护士在《手术患者交接记录单》上双签字;与家属交接患者衣物等。

(四)手术后访视

1. 向患者或家属自我介绍。

2. 询问患者及家属:对手术室工作是否满意? 有什么意见和建议?

第三十一章

颈椎手术护理常规

一、适应证

1. 颈椎病发展至出现明显的神经损害,经非手术治疗无效。

2. 原有颈椎病,在外伤或其他原因的作用下症状突然加重者。

3. 有颈椎间盘突出症经非手术治疗无效者。

4. 颈椎病患者,出现某一节段明显不稳,颈痛明显,非手术治疗无效。

二、术前准备

(一)术前访视

1. 由巡回护士于手术前一日落实。

2. 巡回护士持《手术室护理记录单》、《手术室压疮风险评估单》和《手术室术前健康宣教单》到病区护士站查阅病历,了解患者的一般情况(重点生命体征),病史,术前诊断,拟定手术名称,手术部位,手术体位,麻醉方式,既往手术史,药物过敏史,手术前医院感染检查项目结果,重要脏器的功能状态,血常规项目等。

3. 巡回护士到病房访视患者

(1)自我介绍、说明访视目的,告知手术时会陪伴患者,让患者消除紧张、恐惧心理,态度和蔼。

(2)询问患者有无过敏史,包括药物和食物、酒精碘酒、麻醉药品等;有无活动义齿及隐形眼镜;有无假肢、金属植入物、心脏起搏器等;女性是否月经期,男性患者有无前列腺增生。

(3)查看患者的血管情况;评估需要穿刺的部位,确定是否需要做深静脉穿刺。

(4)进行压疮风险评估,评分在9分及以上者告知其压疮风险因素及采取的措施,并请患者或家属签字。

(5)女性不化妆,不涂口红;如果指甲上涂有颜色(红、黑、蓝等),请清除,否则影响指

脉氧监测数据,影响手术。

(6)告知患者遵医嘱禁食水;明日手术室会有平车接送,请提前排空大小便,穿好病号服,将贵重物品交于家人保管。

(7)询问患者有无其他手术护理相关疑问并给予解释。

(8)发放《术前健康宣教单》。

(二)接患者至手术床

1. 由手术室护士于手术当日推平车(或轮椅)到病房接患者。

2. 手术室护士持《手术患者交接记录单》,病区护士持患者病历与患者共同查看"腕带"进行身份确认,询问是否禁食水,有无发热,贵重物品交于家属。手术室护士与病区护士共同查看皮肤清洁情况、有无手术部位标识,患者皮肤的完整性;交接有无术中用药,检查并携带影像资料、病历等,并在《手术患者交接记录单》上签字,为患者佩戴手术间号码牌后送往手术等待室;转运途中,平车固定护栏,保证患者安全,并注意保暖。

3. 巡回护士、器械护士在等待室接患者,问候安慰患者,介绍自己将陪伴患者手术,再次核对患者病历、腕带进行身份确认。

4. 准备室护士或巡回护士建立静脉通路(一般用 20 号静脉留置针)。贴膜固定,标记留置时间。接至手术间并安全平移到手术床上。

5. 有术前用药(抗生素)者,核对皮试结果、身份信息无误后及时输注,开皮前 30 分钟至 1 小时输注完毕。

(三)巡回护士术前准备

1. 物品准备

(1)一次性物品:电刀套,吸引器管(2 套),吸引器头,钡线纱布,明胶海绵,棉片,45×45 切口贴膜,负压引流球,术后贴膜。

(2)无菌器械、敷料包:盆,椎板包(图 31-1),中单,骨口,手术衣。

(3)仪器设备:电刀,吸引器。

(4)俯卧位体位垫:头架,长方形垫 3 个。

2. 留置尿管

(1)患者仰卧位,双腿屈曲外展。

(2)护士站在患者的右侧,打开导尿包第一层取出清洁包。清洁会阴部皮肤。打开导尿包内层,铺无菌区,第二次消毒。连接接尿袋,用镊子夹取液状石蜡棉球,润滑导尿管,置入需要的长度,见尿液时注射器注入水 10~15ml(防止尿道损伤),整理用物。

(3)如患者有前列腺增生,尿管不易置入,请泌尿外科医生协助。

3. 摆放手术体位　采取俯卧位(图 31-2)。

(1)先将手术床的头板去掉,安装头架,各部位的按钮安装牢靠,以防意外的发生。做好防压疮措施。眼部粘贴保护膜。

(2)建立静脉通路后,在手术推车上进行麻醉。患者全麻后,先将输液袋放在合适的位置,将推车与手术床靠拢,最后手术床略低于推车。

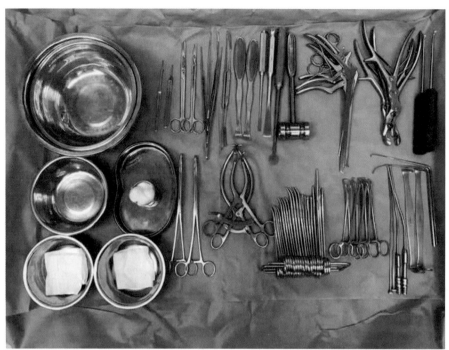

图 31-1　椎板包

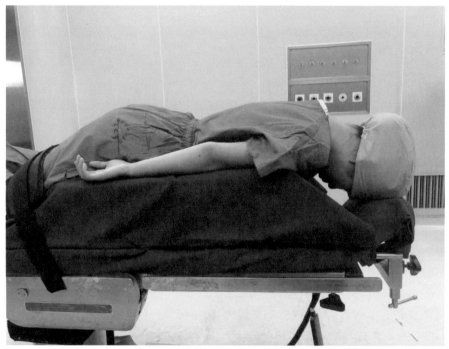

图 31-2　俯卧位

　　(3)由麻醉师保护好气管导管及患者的头部,手术医生与护士分别站在手术床的两侧和床尾,将患者从推车上到手术床翻转180°,翻转时步调要一致,并注意躯体的同轴翻转。

（4）头中立位置于头架上，双上肢向后自然分别在身体的两旁，上身使胸腹部呈悬空状，置于长方垫上，减少胸部的受压。下肢远端关节低于近端关节，暴露视野，膝关节及小腿部垫长方形垫并固定，踝部背曲足趾悬空。

（四）器械护士术前准备

1. 摆台

（1）选择近手术区较宽敞区域铺置无菌器械台。

（2）将无菌包放置于器械车中央，检查无菌包名称、灭菌日期和包外化学指示物，包装是否完整、干燥，有无破损。

（3）打开无菌包的外层包布后，洗手护士进行外科手消毒，由巡回护士用无菌持物钳打开内层无菌单；顺序为先打开近侧，检查包内灭菌化学指示物合格后再走到对侧打开对侧，四周无菌单垂于车缘下 30cm 以上，并保证无菌单下缘在回风口以上。协助洗手护士穿无菌手术衣、戴无菌手套。再由巡回护士与洗手护士一对一打开无菌敷料、无菌物品。

（4）洗手护士按照器械卡片将无菌器械台面按器械物品使用顺序、频率、分类进行摆放，方便拿取物品。

2. 铺单

（1）以切口为中心铺 4 块小治疗巾，1/3 对折，传递时包裹双手，避免污染，先铺下侧治疗巾，再到对侧铺对侧治疗巾，再到近侧依次铺头侧、近侧治疗巾，充分暴露手术野。

（2）依次将中单对折切口，上下各一。

（3）在腿侧放置手术托盘，高度适宜，往托盘上铺置一块大治疗巾，然后洗手护士与手术医生（已穿好手术衣戴好手套），共同铺中单 3 块分别于切口上、切口下、操作台上。

3. 物品清点

（1）分别在手术开始前、关闭体腔前、关闭体腔后、缝合皮肤后 4 个时刻，巡回护士与洗手护士对手术台上的所有物品清点 2 遍，准确记录。

（2）清点纱布、纱单时，要完全展开，确认纱布和钡线是否完整。

（3）清点棉球时，将药杯里的棉球全部取出，依次摆开清点，并与巡回护士共同确认药杯已空，再将棉球依次放回药杯内。

（4）注意器械的完整性：注意扣克钳的齿和镊子齿是否完整，螺丝是否完整，缝针的针鼻儿是否完整。

（5）术中增加的物品，两人核对后及时记录。

（五）第一次手术安全核查

麻醉开始前，由手术医生主持，麻醉师、巡回护士按照《手术安全核查表》共同进行"三方"核查，医生看病历，麻醉师看医生工作站，巡回护士查看患者腕带，共同核对患者身份信息、手术方式、知情同意书、手术部位与标识，皮肤是否完整，术野皮肤准备情况，并查看影像资料、麻醉前物品准备情况等，核查无误后医生签字。

三、术中配合

(一)麻醉方法:全麻

麻醉过程中,手术室人员需陪同在患者身边,防止患者发生坠床。

(二)第二次手术安全核查

手术开始前,由麻醉师主持,手术医生、巡回护士共同进行第二次"三方"核查,再次核对患者身份信息、手术部位与标识等,无误后麻醉师签字;手术物品准备情况的核查由手术室护士执行并向手术医生和麻醉医生报告。

(三)手术步骤及配合要点

颈椎手术的操作步骤及配合要点见表31-1。

表 31-1　颈椎手术的操作步骤及配合要点

手术步骤	手术护理配合	注意事项
1. 消毒及铺巾	1. 消毒范围:上至颅顶,下至两腋窝连线; 2. 递消毒钳夹消毒垫蘸 2% 碘酒一遍,75% 乙醇 2 遍消毒手术区域皮肤; 3. 铺单	1. 消毒的范围、顺序合格; 2. 碘酒、乙醇待干
2. 颈后正中切口	1. 递皮镊夹 75% 乙醇棉球消毒切口皮肤; 2. 递 45×45 贴膜,粘贴手术区域皮肤; 3. 递 23♯ 刀切开皮肤,递大弯血管钳、皮镊,依次切开皮肤、皮下组织; 4. 递骨膜剥离子,剥离深筋膜,沿棘突两侧剥离椎旁肌,显露病变部位全椎板; 5. 单齿拉钩暴露术野 (1)咬骨钳剪开病变棘突(保留棘突骨组织),以病变的颈椎为轴,尖嘴的咬骨钳咬透单层骨皮质,一侧为单开门,咬透全层皮质,依次开槽,掀开病变的椎板; (2)取颈椎支撑板及适配螺钉分别固定病变开门侧椎板,将钢板递于术者选择合适的钢板,递持板钳,夹取钢板放于合适位置; (3)椎体打孔,递安装在板手上的螺钉,固定防止椎板复位; (4)查看内固定是否稳定、坚强可靠	备好纱布

（续表）

手术步骤	手术护理配合	注意事项
3. 植骨及放置引流管	1. 冲洗,止血; 2. 将剪下的部分棘突修剪成骨粒,填充于棘突植骨; 3. 放置引流管	/
4. 清点	同巡回老师核对器械卡片,清点器械并登记无误	器械上不能有明显血迹
5. 关口	1. 清点手术物品及手术器械; 2. 针线逐层关闭切口; 3. 皮肤缝合器缝皮	按照记录清点
6. 协助医生覆盖伤口	递乙醇棉球消毒切口,递伤口敷料贴	保留棉球需清点
7. 术后清点	同巡回老师核对器械卡片,清点器械并登记无误,加喷保湿剂,包好放于污器械间	器械上不能有明显血迹

四、术后

(一)第三次手术安全核查

患者离开手术室前,由巡回护士主持,手术医生、麻醉师共同进行第三次"三方"核查,包括患者身份信息、实际手术方式,物品清点结果,检查皮肤完整性、动静脉通路、引流管,确认患者去向等内容,无误后巡回护士签字。

(二)送患者至麻醉复苏室

安置患者尿管,去除监护线,保护静脉,将患者病号服反穿保护颈部,加盖棉被,将患者从手术床移至对接车,与麻醉师一起送至麻醉复苏室,交由麻醉护士看管。

(三)送患者回病房

1. 搬运患者时应注意患者的适宜体位及保暖。

2. 转运过程中,保持液路及各种引流管的通畅,防止脱落,严密观察患者病情变化。

3. 手术医生、麻醉医生及手术室护士带齐患者物品,并约束好患者,共同将患者安全、稳妥地送回病房,与病房护士交接患者生命体征、皮肤、引流、输血输液(麻醉师交代)等情况,经病房护士核对正确后,与手术室护士在《手术患者交接记录单》上双签字;与家属交接患者衣物等。

(四)手术后访视

1. 向患者或家属自我介绍。
2. 询问患者及家属:对手术室工作是否满意? 有什么意见建议?

第三十二章

腰椎手术护理常规

一、适应证

1. 下肢持续性放射痛、麻木、无力。
2. 出现足下垂或大小便功能障碍。
3. 剧烈的疼痛且髓核脱出。
4. 保守治疗 3 个月无效，疼痛严重生活。

二、术前准备

（一）术前访视

1. 由巡回护士于手术前一日落实。
2. 巡回护士持《手术室护理记录单》《手术室压疮风险评估单》和《手术室术前健康宣教单》到病区护士站查阅病历，了解患者的一般情况（重点生命体征），病史，术前诊断，拟定手术名称，手术部位，手术体位，麻醉方式，既往手术史，药物过敏史，手术前医院感染检查项目结果，重要脏器的功能状态，血常规项目等。
3. 巡回护士到病房访视患者
（1）自我介绍、说明访视目的，告知手术时会陪伴患者，让患者消除紧张、恐惧心理，态度和蔼。
（2）询问患者有无过敏史，包括药物和食物、酒精碘酒、麻醉药品等；有无活动义齿及隐形眼镜；有无假肢、金属植入物、心脏起搏器等；女性是否月经期，男性患者有无前列腺增生。
（3）查看患者的血管情况；评估需要穿刺的部位，确定是否需要做深静脉穿刺。
（4）进行压疮风险评估，评分在 9 分及以上者告知其压疮风险因素及采取的措施，并请患者或家属签字。
（5）女性不化妆，不涂口红；如果指甲上涂有颜色（红、黑、蓝等），请清除，否则影响指脉氧监测数据,影响手术。

(6)告知患者遵医嘱禁食水;明日手术室会有平车接送,请提前排空大小便,穿好病号服,将贵重物品交于家人保管。

(7)询问患者有无其他手术护理相关疑问并给予解释。

(8)发放《术前健康宣教单》。

(二)接患者至手术床

1. 由手术室护士于手术当日推平车(或轮椅)到病房接患者。

2. 手术室护士持《手术患者交接记录单》,病区护士持患者病历与患者共同查看"腕带"进行身份确认,询问是否禁食水,有无发热,贵重物品交于家属。手术室护士与病区护士共同查看皮肤清洁情况、有无手术部位标识,患者皮肤的完整性;交接有无术中用药,检查并携带影像资料、病历等,并在《手术患者交接记录单》上签字,为患者佩戴手术间号码牌后送往手术等待室;转运途中,平车固定护栏,保证患者安全,并注意保暖。

3. 巡回护士、器械护士在等待室接患者,问候安慰患者,介绍自己将陪伴患者手术,再次核对患者病历、腕带进行身份确认。

4. 准备室护士或巡回护士建立静脉通路(一般用 20 号静脉留置针)。贴膜固定,标记留置时间。接至手术间并安全平移到手术床上。

5. 有术前用药(抗生素)者,核对皮试结果、身份信息无误后及时输注,开皮前 30 分钟至 1 小时输注完毕。

(三)巡回护士术前准备

1. 物品准备

(1)一次性物品:电刀,吸引器管(2 套),吸引器头,钡线纱布,明胶海绵,棉片,45×45切口贴膜,负压引流球,术后贴膜。

(2)无菌器械、敷料包:盆,椎板包(图 32-1),中单,骨口,手术衣。

(4)仪器设备:电刀,吸引器。

(5)俯卧位体位垫:长方形厚垫 3 个,小方垫 1 个。

2. 留置尿管

(1)患者仰卧位,双腿屈曲外展。

(2)护士站在患者的右侧,打开导尿包第一层取出清洁包。清洁会阴部皮肤。打开导尿包内层,铺无菌区,第二次消毒。连接接尿袋,用镊子夹取液状石蜡棉球,润滑导尿管,置入需要的长度,见尿液时注射器注入水 10~15ml(防止尿道损伤),整理用物。

(3)如患者有前列腺增生,尿管不易置入,请泌尿外科医生协助。

3. 摆放手术体位 俯卧位(图 32-2)。

(1)建立静脉通路后,在手术推车上进行麻醉。患者全麻后,先将输液袋放在合适的位置,将推车与手术床靠拢,最后手术床略低于推车。

(2)麻醉师保护好气管导管及患者的头部,手术医生与护士分别站在手术床的两侧和床尾,将患者从推车上到手术床翻转 180°,翻转时步调要一致,并注意躯体的同轴翻转。

（3）头偏向一侧置于头圈内固定，双上肢向上分别放在插手板上，肩肘呈 90°，上身使胸腹部呈悬空状，置于长方垫上，减少胸部的受压。下肢远端关节低于近端关节，暴露视野，膝关节及小腿部垫长方形垫并固定，踝部背屈足趾悬空。

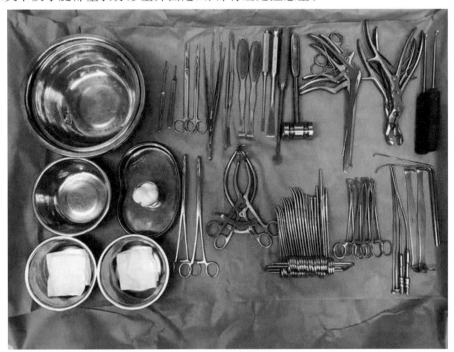

图 32-1　椎板包

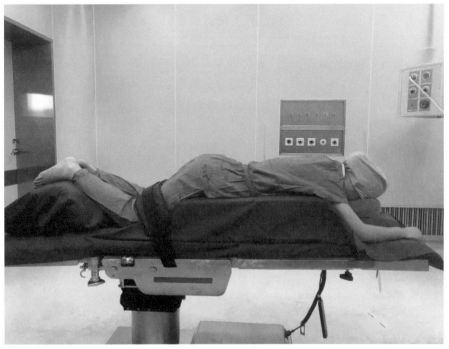

图 32-2　俯卧位

(四)器械护士术前准备

1. 摆台

(1)选择近手术区较宽敞区域铺置无菌器械台。

(2)将无菌包放置于器械车中央,检查无菌包名称、灭菌日期和包外化学指示物,包装是否完整、干燥,有无破损。

(3)打开无菌包的外层包布后,洗手护士进行外科手消毒,由巡回护士用无菌持物钳打开内层无菌单;顺序为先打开近侧,检查包内灭菌化学指示物合格后再走到对侧打开对侧,四周无菌单垂于车缘下 30cm 以上,并保证无菌单下缘在回风口以上。协助洗手护士穿无菌手术衣、戴无菌手套。再由巡回护士与洗手护士一对一打开无菌敷料、无菌物品。

(4)洗手护士按照器械卡片将无菌器械台面按器械物品使用顺序、频率、分类进行摆放,方便拿取物品。

2. 铺单

(1)以切口为中心,平铺 4 块各 1/3 对折的小治疗巾。传递时包裹双手,避免污染,先铺下侧治疗巾,再到对侧铺对侧治疗巾,再到近侧依次铺头侧、近侧治疗巾,充分暴露手术野。

(2)依次将中单对折切口,上下各一。

(3)在腿侧放置手术托盘,高度适宜,往托盘上铺置一块大治疗巾,然后洗手护士与手术医生(已穿好手术衣戴好手套),共同铺中单 3 块分别于切口上、切口下、操作台上。

3. 物品清点

(1)分别在手术开始前、关闭体腔前、关闭体腔后、缝合皮肤后 4 个时刻,巡回护士与洗手护士对手术台上的所有物品清点 2 遍,准确记录。

(2)清点情况,并查看影像资料、麻醉前物品准备情况等,核查无误后医生签字。纱布、纱单时,要完全展开,确认纱布和钡线是否完整。

(3)清点棉球时,将药杯里的棉球全部取出,依次摆开清点,并与巡回护士共同确认药杯已空,再将棉球依次放回药杯内。

(4)注意器械的完整性:注意扣克钳的齿和镊子齿是否完整,螺丝是否完整,缝针的针鼻儿是否完整。

(5)术中增加的物品,两人核对后及时记录。

(五)第一次手术安全核查

麻醉开始前,由手术医生主持,麻醉师、巡回护士按照《手术安全核查表》共同进行"三方"核查,医生看病历,麻醉师看医生工作站,巡回护士查看患者腕带,共同核对患者身份信息、手术方式、知情同意书、手术部位与标识,皮肤是否完整,术野皮肤准备。

三、术中配合

(一)麻醉方法:全麻

麻醉过程中,手术室人员需陪同在患者身边,防止患者发生坠床。

(二)第二次手术安全核查

手术开始前,由麻醉师主持,手术医生、巡回护士共同进行第二次"三方"核查,再次核对患者身份信息、手术部位与标识等,无误后麻醉师签字;手术物品准备情况的核查由手术室护士执行并向手术医生和麻醉医生报告。

(三)手术步骤及配合要点

腰椎手术的操作步骤及配合要点见表 32 - 1。

表 32 - 1　腰椎手术的操作步骤及配合要点

手术步骤	手术护理配合	注意事项
1. 消毒及铺巾	1. 消毒范围:上至肩胛骨下缘,下至大腿 1/3,左右至腋中线; 2. 递消毒钳夹消毒垫蘸 2%碘酒一遍,75%乙醇 2 遍消毒手术区域皮肤; 3. 铺单	1. 消毒的范围、顺序合格; 2. 碘酒、乙醇待干
2. 腰椎后正中切口	1. 递皮镊夹 75%乙醇棉球消毒切口皮肤; 2. 递 45×45 贴膜,粘贴手术区域皮肤; 3. 递 23♯刀切开皮肤,递大弯血管钳、皮镊、高频电刀笔切开皮肤,皮下组织; 4. 递骨膜剥离子,剥离深筋膜、肌膜; 5. 单齿或多齿拉钩暴露术野; 6. 游离病变腰椎双侧肌至小关节突水平; 7. 切口止血	备好纱布
3.C 型臂下定位	1. 在腰椎病变椎间隙上、下两侧椎弓根内放置定位针。依次传递椎弓锥、开路器、探针,将定位针依次固定于手柄上传递与术者; 2. 再次 C 型臂下定位,确认位置、方向及深度	纱布填于切口,术野盖中单,准备椎弓根螺钉器械,选择合适的螺钉备用

手术步骤	手术护理配合	注意事项
4. 放入椎弓根螺钉	1. 去除定位针； 2. 用椎弓根锥沿定位针方向开口； 3. 探针测量深度,放置椎弓根螺钉	递血管钳取出定位针
5. 减压及固定	1. 递棘突咬骨钳子,剪去病变的椎间隙上、下腰椎的棘突(保留骨组织,湿纱布保存好,修整后植骨用); 2. 递骨凿及鼓锤开窗,各型号椎板咬骨钳咬开椎板(半椎板),咬除椎板间隙韧带及黄韧带进行减压; 3. 咬除椎板,递神经剥离子,边咬边探查,咬下的骨头保存好。摘除髓核,递所需的髓核钳或绞刀摘除髓核; 4. 探查硬膜囊,暴露神经根,递神经拉钩及神经剥离子,将粘连分开,避免损伤神经; 5. 再次探查神经根,硬膜囊无明显受压; 6. 根据生理弯曲预弯一定的弧度,放入螺钉对准槽内,初步旋紧盖上螺钉,使用撑开钳调整好后,再次旋紧螺钉,确保牢固	咬下的骨头保存好,提前备好所需的器械
6. 植骨及放置引流管	1. 冲洗,止血； 2. 再次透视钉棒的位置、深度、方向； 3. 将切除的椎板松质骨制成骨粒,填充于间隙,剩余的骨头填置于横突间； 4. 放置引流管	/
7. 清点	同巡回老师核对器械卡片,清点器械并登记无误	器械上不能有明显血迹
8. 关口	1. 清点手术物品及手术器械； 2. 针线逐层关闭切口； 3. 皮肤缝合器缝皮	按照记录清点
9. 协助医生覆盖伤口	递乙醇棉球消毒切口,递伤口敷料贴	保留棉球需清点
10. 术后清点	同巡回老师核对器械卡片,清点器械并登记无误,加喷保湿剂,包好放于污器械间	器械上不能有明显血迹

四、术后

(一)第三次手术安全核查

患者离开手术室前,由巡回护士主持,手术医生、麻醉师共同进行第三次"三方"核查,包括患者身份信息、实际手术方式,物品清点结果,检查皮肤完整性、动静脉通路、引流管,确认患者去向等内容,无误后巡回护士签字。

(二)送患者至麻醉复苏室

安置患者尿管,去除监护线,保护静脉,将患者病号服反穿保护颈部,加盖棉被,将患者从手术床移至对接车,与麻醉师一起送至麻醉复苏室,交由麻醉护士看管。

(三)送患者回病房

1. 搬运患者时应注意患者的适宜体位及保暖。

2. 转运过程中,保持液路及各种引流管的通畅,防止脱落,严密观察患者病情变化。

3. 手术医生、麻醉医生及手术室护士带齐患者物品,并约束好患者,共同将患者安全、稳妥地送回病房,与病房护士交接患者生命体征、皮肤、引流、输血输液(麻醉师交代)等情况,经病房护士核对正确后,与手术室护士在《手术患者交接记录单》上双签字;与家属交接患者衣物等。

(四)手术后访视

1. 向患者或家属自我介绍。

2. 询问患者及家属:对手术室工作是否满意? 有什么意见建议?

附录1　手术室护理记录单

患者信息粘贴处：		

术前访视	患者 手术 状况	感染性疾病：是□ 否□ 未查□
		术前意识：清醒□ 嗜睡□ 意识模糊□ 昏睡□ 浅昏迷□ 深昏迷□
		肢体运动障碍：有□ 无□（平车□）
		药物过敏史：无□ 有□ 过敏物_____
		心理状况：乐观□ 平静□ 紧张□
		皮肤状况完好：是□ 否□ 部位：_____
		血管弹性：充盈□ 较差□ 摸不到□
		穿刺部位：左上肢□ 左下肢□ 右上肢□ 右下肢□ 操作人：_____
		体位：平卧位□ 左侧卧位□ 右侧卧位□ 俯卧位□ 截石位□ 其他□
	评估	**压疮风险**：是□ 否□　　　　评估分值_____分
		患者特殊情况：_____
	术前 宣教	1.自我介绍 2.介绍手术室环境 3.术前放松精神，密切配合手术 4.术前注意禁食禁水的目的及时间，无化妆，去掉饰品及义齿等，不携带贵重物品 5.手术体位的配合方法及重要性 6.操作告知 　　　　　　　　　　　　　　　　　访视者_____
	特殊仪 器准备	腹腔镜□ 胸腔镜□ 关节镜□ 脑室镜□ 显微镜□ 胆道镜□ 鼻内镜□ 直肠镜□ 超声刀□ 超声吸引□ LigaSure□ 百科钳□ 电外科设备□ 氩气刀□ 膨宫泵□ C型臂□ 气压止血带□ 热灌注□ 表浅静脉旋剥系统□ 其他备注：_____
术后回访	回访 时间	术后1~3天□ 术后4天□
	患者 情况	精神：好□ 欠佳□ 萎靡□　　　　　　　体温：正常□ 较高□ 高热□ 伤口愈合：良好□ 较差□ 感染□　　　皮肤完整：是□ 否□_____
	患者 态度	环境：满意□ 可□ 不满意□　　服务态度：满意□ 可□ 不满意□ 操作：满意□ 可□ 不满意□ 建议：_____ 　　　　患者或家属：_____　回访者：_____

附录 2　手术室压疮风险评估单

术 前 评 估					
评 估 项 目	评 分 细 则				得分
分值	1分	2分	3分	4分	
1.年龄	<50岁	50~64岁	65~79岁	≥80岁	
2.体质指数（BMI） 体重____身高____	BMI：18.5~23.9	17.5<BMI<18.5 24.0<BMI<27.9	16.0<BMI<17.5 28.0<BMI<40.0	BMI：<16.0或 >40.0	
3.受力点皮肤	完好	红斑和（或）潮湿	瘀斑和（或）水疱	破损	
4.手术体位	仰卧或侧卧位	局麻俯卧位	斜坡卧位	全麻俯卧位	
5.预计术中施加的外力	未施加外作用力	存在摩擦力或剪切力	冲击力	同时具有摩擦力、剪切力、冲击力	
6.预计手术时间	<3h	3~4h	>4h且≤5h	>5h	
7.特殊手术因素	1.全麻俯卧位时，患者的面部皮肤菲薄、水肿、瘦削，加3分				
	2.控制性降压、低温麻醉，加3分				
	3.其他情况（如休克、水肿、严重创伤）酌情加1~4分				

备注：1.前6项依次计分，第7项为特殊手术因素的附加分。9~12分为高度危险，≥13分为非常危险。分值越高，压疮风险越高。2.BMI=体重（kg）/〔身高（m）〕² 压疮风险评分是____分。手术期间患者可能会发生不可避免的压疮，我们会尽力帮助患者避免发生压疮，希望得到患者及家属的配合和理解。 对以上交代内容是否理解：_____ 患者/家属：_____ 巡回护士：_____护士长：_____	术前压疮风险告知： 1.手术时间>2小时，限制活动，固定体位，易发生受压部位皮肤压疮； 2.全麻手术患者，各种感觉消失，保护性反射消失，极易发生压疮； 3.患者年龄>50岁、婴幼儿，皮肤易损性增加，有发生压疮的危险； 4.术中操作大量低温灌注液，造成患者体温降低，易出现压疮的危险； 5.患者长时间疾病肝功能受损，皮肤抵抗力下降，有发生压疮的危险； 6.患者存在低蛋白，造成全身水肿，增加了发生压疮的危险； 7.患者术前体重较高，造成着点皮肤血液循环障碍，有发生压疮的危险； 8.术中出血、低血压、床单位潮湿，易发生压疮； 9.患者有糖尿病或高血压，皮肤抵抗力下降，易发生压疮；

术 中 护 理 措 施	
1.减少摩擦力和剪切力	提式床单移动病人□　使用过床板□　床单、衣服干燥，平整，无皱折□　体位倾斜<20°　□
2.压力减缓用具的使用	压疮贴粘贴部位：骶尾部□　髂部□　其他：_____ 种类：赛肤润□　啫喱垫□　减压贴□
3.皮肤护理	保暖：暖风机□　盖被□　输液加温□　冲洗液加温□ 防止消毒液浸湿消毒区域以外皮肤：棉签蘸干□　加垫布巾□ 保护眼角膜□　耳廓、眼眶不受压□
4.体位观察与护理	安全稳固□　肢体功能位□　良好暴露术野□　肢体无接触金属□　各管道、电极线无受压□

附录 3 手术室术前健康宣教单

尊敬的_____患者及家属

您好！今日来访视您，特致此信提示您以下注意事

项，望与配合！

1、请您通过主管医生或责任护士了解术前禁食、水

时间，并严格遵守；如有发热、月经来潮，请及时通知医护人员。

2、明日晨请您更换好病员服（病员服内请勿穿内衣裤等），

取下贵重物品、义齿，勿化妆、美甲，头部手术需剃头等，请提

前排空大小便，手术室会有专人接您，请在病房静候。

3、术前会为您进行静脉留置针或尿管的操作，有少许不适，

会为您轻柔操作，勿紧张。

4、明日手术您的体位是：仰卧位□、俯卧位□、左侧卧位□、

右侧卧位□、截石卧位□、其他卧位□，我们会做好保护，

请放心。

以上内容请仔细阅读，如遇特殊问题或有不解请及时与我

们沟通了解。

再次感谢您的配合与理解！祝您早日康复！

值班护士长：_____　　巡回护士：_____

附录 4　手术患者交接记录单

姓名：　　　性别：　　　年龄：　　　科别：　　　床号：　　　病案号：

患者手术前交接记录：（由病房当班护士与手术室护士交接）

1.身份确认：□患者姓名核实 □病历核实 □腕带核实 □手术部位标识核实

2.生命体征：T____℃ P____次/分 R____次/分 BP____/____mmHg

3.意识状态：□清醒 □嗜睡 □昏睡 □昏迷 □其他____

4.静脉输液：□无 □有：药物、液体核对：□是 □否 液路通畅：□是 □否

5.胃　　管：□无 □有：□开放 □夹闭

6.尿　　管：□无 □有：□开放 □夹闭

7.引 流 管：□无 □有：名称/数量____ 状况____

8.皮肤黏膜：□完整 □有伤口 □有压疮 部位：_____大小：_____

9.所带物品：□病历 □药品 □其他_____

10.确认事项：□术前给药 □禁食水 □更换病员服

　　　　　　□无活动义齿 □非月经期 □取下贵重物品

病房护士签名：　　　手术室护士签名：　　　年　月　日　时　分

患者手术后交接记录：（由手术室/复苏室护士与当班护士交接）

1.接收科室：□复苏室 □ICU □_____病房

2.身份确认：□患者姓名核实 □病历核实 □腕带核实

3.生命体征：T____℃ P____次/分 R____次/分 BP____/____mmHg

4.意识状态：□清醒 □嗜睡 □昏睡 □昏迷 □其他____

5.静脉输液：□无 □有：液路通畅：□是 □否 特殊情况：_____

6.动/静脉置管：□无 □有：□开放 □夹闭

7.止 痛 泵：□无 □有：与液路连接通畅：□是 □否

8.人工气道：□无 □有：□插管 □切开 状态：□正常 □脱出

9.胃　　管：□无 □有：□开放 □夹闭

10.尿　　管：□无 □有：□开放 □夹闭

11.引 流 管：□无 □有：名称/数量_____ 状况_____

12.切口/敷料：□整洁 □异常 描述：_____

13.皮肤情况：□正常 □压红 □破损 部位：_____大小：_____

14.所带物品：□病历 □其他_____

15.备注：_____

手术室护士签名：　　　接收科室护士签名：　　　年　月　日　时　分

附录5 手术安全核查表

科 别：＿＿＿＿＿ 患者姓名：＿＿＿＿＿ 性 别：＿＿＿＿ 年龄：＿＿＿＿

病案号：＿＿＿＿＿ 麻醉方式：＿＿＿＿＿ 手术方式：＿＿＿＿＿＿＿

术 者：＿＿＿＿＿ 手术日期：＿＿＿＿＿＿＿＿

麻醉实施前	手术开始前	患者离开手术室前
患者姓名、性别、年龄正确： 是□ 否□ 手术方式确认：是□ 否□ 手术部位与标识正确： 是□ 否□ 手术知情同意：是□ 否□ 麻醉知情同意：是□ 否□ 麻醉方式确认：是□ 否□ 麻醉设备安全检查完成： 是□ 否□ 皮肤是否完整：是□ 否□ 术野皮肤准备正确： 是□ 否□ 静脉通道建立完成： 是□ 否□ 患者是否有过敏史： 是□ 否□ 抗菌药物皮试结果： 有□ 无□ 术前备血： 有□ 无□ 假体： 有□ 无□ 体内植入物： 有□ 无□ 影像学资料： 有□ 无□	患者姓名、性别、年龄正确： 是□ 否□ 手术方式确认：是□ 否□ 手术部位与标识正确： 是□ 否□ 手术、麻醉风险预警： 　手术医师陈述： 　　预计手术时间 □ 　　预计失血量 □ 　　手术关注点 □ 　　其他 □ 　麻醉医师陈述： 　　麻醉关注点 □ 　　其他 □ 　手术护士陈述： 　　物品灭菌合格 □ 　　仪器设备 □ 　术前术中特殊用药情况 □ 　　其他 □ 是否需要相关影像资料： 是□ 否□	患者姓名、性别、年龄正确： 是□ 否□ 实际手术方式确认： 是□ 否□ 手术用药、输血的核查： 手术用物清点正确： 是□ 否□ 手术标本确认： 是□ 否□ 皮肤是否完整： 是□ 否□ 各种管路： 　中心静脉通路 □ 　动脉通路 □ 　气管插管 □ 　伤口引流 □ 　胃管 □ 　尿管 □ 　其他 ＿＿＿ □ 患者去向： 　恢复室 □ 　病房 □ 　ICU病房 □ 　急诊 □ 　离院 □
其他：＿＿＿＿＿ ＿＿＿＿＿	其他：＿＿＿＿＿ ＿＿＿＿＿	其他：＿＿＿＿＿ ＿＿＿＿＿
手术医师签名：＿＿＿＿＿＿＿　　麻醉医师签名：＿＿＿＿＿＿＿ 手术室护士签名：＿＿＿＿＿＿＿		

附录6　病理检查申请书

申请单位＿＿＿＿＿＿医院　　住院号＿＿＿＿＿＿病理号＿＿＿＿＿＿

＿＿＿＿科＿＿＿＿床　　门诊号＿＿＿＿＿＿＿＿＿＿＿＿＿＿

患者姓名＿＿＿＿性别＿＿＿　年龄＿＿＿＿＿＿住址＿＿＿＿＿＿

病历摘要：

手术所见：

临床诊断：

割取部位及组织：

送检医生

年　　　月　　　日

注　　1.标本割取后应立即放入10%福尔马林溶液内固定，以免组织自溶。

意　　2.采取标本时务请避免过分器械夹挤，标本较大时请勿塞入小瓶内，以免组织受压变形。

事　　3.手术取下之标本务必全部送检。如系传染性标本需注意处理，并请标明。

项　　4.上列各项请逐一填写，字迹务必清楚。

患者姓名＿＿＿＿＿住院号＿＿＿＿＿门诊号＿＿＿＿＿请将此条贴在标瓶上